D1262392

Mon Guide de Santé Naturelle

**Docteur
Jean-Marc Brunet**

N.D., D.Sc., Ph. D.

Nouveau chapitre
LES ANTIOXYDANTS

Éditeur Le Naturiste J.M.B. Inc.

Dépôt légal: Bibliothèque Nationale du Québec, 1996
Dépôt légal: Bibliothèque Nationale du Canada, 1996

Éditions antérieures:
ISBN: 2-921443-00-7 (1ère édition, 1984)
ISBN: 2-921443-01-5 (2e édition, 1991)
ISBN: 2-921443-02-3 (3e édition, 1992)
ISBN: 2-921443-03-1 (4e édition, 1994)
ISBN: 2-921443-04-X (5e édition, 1995)

ISBN: 2-921443-05-8 (6e édition, 1996)

DOCTEUR
JEAN-MARC BRUNET
NATUROPATHE

Avertissement

Ce guide de santé ne doit pas être utilisé ou compris comme un outil pour le traitement des maladies, ce qui relève essentiellement de l'activité et de la compétence d'un praticien.

Les objectifs de cet ouvrage sont les suivants: aider à corriger de mauvaises habitudes de vie et, par les suppléments alimentaires et autres méthodes naturelles de santé, offrir aux individus des moyens de protéger leur organisme et de préserver leur santé.

Les lecteurs souffrant de quelque maladie que ce soit ont intérêt à consulter leur praticien.

Avant-propos

Au cours des vingt dernières années, on a vu se développer au Québec une curiosité et même un véritable engouement pour ce qu'il est convenu d'appeler un «retour aux sources». Plus avertis, les nouveaux consommateurs savent qu'une saine nutrition est l'élément clé d'une bonne santé. Nous ne pouvons que nous réjouir du fait que les Québécois ont enfin décidé de prendre leur santé en main. Pourtant, en matière d'alimentation, force nous est de constater que certains mythes ont la vie dure.

Le présent guide a donc pour but d'éclairer, d'un point de vue pratique, ceux qui désirent effectuer des changements en profondeur dans leur vie quotidienne. Il expose l'approche naturiste en matière de santé, principalement en ce qui a trait aux suppléments alimentaires. Il vise à tonifier l'organisme, notamment en comblant les carences alimentaires et en suggérant de meilleures habitudes de vie.

La philosophie naturiste repose sur deux grands principes: une saine alimentation et un mode de vie équilibré. Au premier abord, ces principes peuvent paraître simplistes. Pourtant, ils forment la pierre angulaire de la naturopathie dont les bienfaits ne sont plus à démontrer.

Ainsi, tandis que la médecine conventionnelle s'intéresse aux maladies et aux pathologies, la naturopathie, elle, se préoccupe depuis toujours de l'organisme vivant considéré dans son ensemble et possédant en lui-même des capacités d'auto-régénération. C'est donc à un être humain et pas seulement à un malade que le naturopathe apporte sa collaboration. Pour ce faire, il va de soi qu'il utilisera des agents et des substances non toxiques qui lui permettront d'intervenir en douceur, en tenant compte du mode de vie, de la constitution et du tempérament de la personne à qui il s'adresse.

Le naturisme ne vise pas à éliminer le recours à la médecine conventionnelle. Il n'est pas incompatible avec cette dernière et peut au contraire exercer une action complémentaire même si, dans bien des cas, il peut se suffire à lui-même. Que l'on choisisse de consulter un médecin, un homéopathe, un ostéopathe, un chiropraticien ou un acupuncteur, l'application des conseils contenus dans ce guide accentuera l'efficacité de leur thérapie.

Qu'il soit bien compris que le présent «Guide de santé» n'est pas un document de thérapeutique. Il n'a pas été conçu pour être utilisé dans le traitement des maladies. Un tel traitement relève de l'activité d'un praticien de la santé. Le rôle de ce guide est d'ordre nutritionnel et éducatif. Il se veut un outil facile à consulter lorsqu'on veut entreprendre une démarche personnelle en vue d'améliorer sa qualité de vie.

PREMIER CHAPITRE

LES FACTEURS
NATURELS
DE SANTÉ

INTRODUCTION

On peut affirmer sans l'ombre d'un doute que l'ensemble des gestes que nous posons, qu'ils soient d'ordre physique, physiologique, mental ou spirituel, ont une répercussion bonne ou mauvaise sur notre état de santé. Ne nous faisons pas d'illusions: il n'existe pas de situation neutre. La plupart de nos maladies sont le résultat de nos mauvaises habitudes de vie. Nous en sommes directement responsables, sauf lorsqu'il s'agit de déficiences héréditaires. Ainsi, que l'on s'alimente mal par ignorance ou en parfaite connaissance de cause ne change rien aux lois de la nature. Elles sont implacables.

À chaque instant de notre vie, ce qui inclut durant les périodes de sommeil, il se crée dans notre corps des mouvements, des échanges organiques, des transferts de matière. À l'intérieur de ce vaste laboratoire biologique, des milliards de cellules des plus complexes sont également le siège de mouvements, d'échanges, de transferts... Bref, la matière dont nous sommes formés est loin d'être inerte. Elle est plutôt soumise à une sorte de mouvement perpétuel dont nous n'avons pas conscience.

C'est le fonctionnement harmonieux de tous les rouages qui procure à notre corps et à notre esprit une sensation de bien-être physique et mental. Cette synergie de facteurs biologiques et psychiques nous permet de ressentir notre vitalité. Dans un corps en bonne santé règne un équilibre parfait.

La rupture de cet équilibre entraîne la maladie. Nous sommes faits pour ressentir la force vitale qui est en nous et qui tend continuellement à s'exprimer. Notre corps a son langage, il nous suffit de l'écouter. Chaque petit malaise a sa signification et devrait être pour nous l'indice qu'un changement est souhaitable. Mais si notre corps dénonce toujours nos erreurs, il nous fournit aussi l'occasion de réparer les dommages, grâce à ses mécanismes d'auto-guérison. N'oublions pas que la nature tend toujours vers l'équilibre et qu'elle est prête à nous diriger vers l'auto-guérison dès que nous éliminons les facteurs nocifs.

Assurer à notre organisme une alimentation adéquate et ensuite faciliter l'élimination des déchets, tel est notre premier devoir envers nous-mêmes. De cette façon, notre corps ne peut en aucun cas devenir un «terrain» susceptible d'accueillir la maladie.

Nous ne le répéterons jamais assez: de nombreux déséquilibres physiques sont dus à une mauvaise alimentation!

Dans les pages qui suivent, on retrouvera quelques conseils très simples et très pratiques qui permettront, à tous ceux et celles qui le désirent vraiment, d'entretenir leur «terrain» et d'améliorer sa résistance afin que la maladie ne puisse en aucun cas l'envahir. Il suffit d'un peu de courage pour rompre avec de mauvaises habitudes. Il ne fait aucun doute que la prise en charge de sa propre santé afin de prévenir la maladie ne peut qu'entraîner, tôt ou tard, des effets bénéfiques. Le moindre effort en ce sens est toujours récompensé au centuple. Ainsi travaille la nature...

L'ALIMENTATION NATURELLE

Il est indéniable que les aliments que nous consommons jouent un rôle capital dans notre degré de santé. Si nous consommons des aliments sains, chacune des cellules de notre corps sera mieux. La formation de nos tissus dépend directement des aliments que nous fournissons à notre organisme. Une bonne alimentation est donc un élément essentiel de la santé. Voici d'ailleurs des témoignages éloquents à ce sujet:

• «Notre travail quotidien de médecin nous amène continuellement à la même conclusion: la maladie résulte de la mauvaise alimentation prolongée.»

Dr Lionel James Picton, M.D., O.B.E.
Medical Testament and Nutrition of the Soil

• «Le fait est qu'il n'y a qu'une seule maladie majeure: la nutrition défectueuse. Toute souffrance et affection que nous pouvons ressentir est directement liée à cette maladie majeure.»

Dr C.W. Cavanaugh, M.D.
Université Cornell

Si nous reconnaissons facilement l'importance d'une saine alimentation, bien peu d'entre nous réussissent à la mettre en pratique dans leur vie de tous les jours. Aux gens désireux de passer de la théorie à la pratique, les pages qui suivent permettront de modifier en profondeur leurs habitudes alimentaires.

Choix des aliments

Remplacez ceci	par cela
• Soupes en conserve ordinaires	jus de légumes frais ou soupes maison dégraissées.
• Légumes en conserve	légumes de saison, frais et crus.
• Jus de fruits en boîte	jus frais préparés à l'aide d'un extracteur ou jus en bouteille vendus dans les magasins d'aliments naturels.
• Fruits en conserve	fruits de saison.
• Fruits séchés ordinaires	fruits séchés naturistes, non sulfurés ou chimifiés d'une façon ou d'une autre.
• Noix ordinaires	noix naturistes non salées.
• Pain blanc ou brun ordinaire	pain naturiste de farine entière moulue sur pierre.
• Céréales commerciales	céréales naturistes.
• Farines et pâtes alimentaires ordinaires	farines et pâtes alimentaires naturistes (macaroni, spaghetti et nouilles).
• Gâteaux, biscuits, tartes ordinaires	à l'occasion, pâtisseries naturistes faites d'ingrédients sains.

- Sucre blanc
  et cassonnade
  ordinaire
  sucre brut naturiste,
  sucre Turbinado.

- Confitures
  et mélasse
  ordinaire
  confitures naturistes,
  mélasse de La Barbade.

- Miel ordinaire
  pasteurisé
  miel non pasteurisé produit
  par des abeilles saines nourries
  de leur miel.

- Margarine
  ordinaire
  margarine de soya naturiste,
  beurre de lécithine, beurre de
  soya, beurre de noix.

- Huiles ordinaires
  huiles naturistes de première
  pression à froid, non hydrogé-
  nées, non colorées; éviter de
  faire chauffer ces huiles car
  elles deviennent nocives.

- Mayonnaise
  ordinaire
  mayonnaise naturiste.

- Fromage
  ordinaire
  fromage cottage maigre,
  fromage gruyère en meule
  et non en pointe.

- Yogourt
  ordinaire
  yogourt maigre; on peut le
  sucrer au miel naturiste.

- Thé et café
  ordinaires
  tisanes, thé et café naturistes.

- Sel ordinaire
  sel de mer ou sel végétal.

- Épices et
  assaisonnements
  ordinaires
  aromates, condiments et assaisonnements naturistes.

- Vinaigre ordinaire   vinaigre de cidre naturiste.

- Gélatines ordinaires   agar-agar, gélatine d'algues marines.

Quelques conseils

- **La viande**

  Un repas de viande aux deux jours pour les gens sédentaires; jusqu'à un par jour pour les sportifs ou travailleurs de force.

  — Les meilleures viandes dans l'ordre sont: le poisson (sauf fruits de mer et sardines), la dinde, le poulet (pas la peau), le boeuf maigre, l'agneau et le porc maigre. Évitez dans la mesure du possible les charcuteries à trop forte teneur en gras. La majorité des gens ont avantage à s'en abstenir.

- **L'eau**

  L'eau distillée est la plus pure qui soit et contribue à éliminer les toxines. À défaut de celle-ci, prendre une bonne eau de source.

- **Les produits laitiers**

  Les fromages maigres: ricotta et cottage à 4% de gras, alors que les fromages courants en ont 35% environ. Le yogourt sans sucre ni préservatifs favorise une flore intestinale riche; y ajouter des fruits frais et des noix.

- **Les fruits et légumes**

  Les verts foncés ou les jaunes fournissent plus de vitamines, surtout si on les consomme crus. Il faut manger six fruits frais par jour en plus de trois ou quatre portions de légumes aux repas.

- **Les féculents, céréales et autres aliments**
  Tout ce qui provient d'un magasin d'aliments naturels est plus sain, plus complet. Les supermarchés n'offrent que de pâles imitations chimifiées et dévitalisées.

- **Les jus**
  Chaque jour, 3 verres de jus de 6 oz faits à l'extracteur (pommes et carottes). À défaut de ceux-ci, boire des jus purs que l'on retrouve dans les magasins d'aliments naturels. On peut s'en préparer 48 heures à l'avance en y ajoutant quelques gouttes de jus de citron.

- **Il faut éviter**
  — Sucre, chocolat, confiseries, pâtisseries courantes, confitures au sucre blanc et desserts à base de sucre. Au Québec, chaque citoyen consomme de 45 à 57 kg de sucre par année... Pas étonnant que la maladie y fasse des ravages!
  — Gras animal, épices et condiments.
  — Alcool, thé, café, tabac, boissons gazeuses.
  — Aliments acidifiants: orange, pamplemousse, citron, vinaigre, ketchup, eaux gazeuses, tomate, ananas... Voir liste complète plus loin.

Menu santé

Ce n'est pas tout de manger des aliments naturels de bonne qualité, il faut aussi savoir les combiner. En effet, la digestion d'un aliment parfaitement sain peut être ralentie ou même déréglée par la présence, au même repas, d'un autre aliment tout aussi sain mais demandant un travail digestif différent.

Le menu santé naturiste qui suit permettra au lecteur de réaliser les combinaisons alimentaires les plus efficaces, tout en apportant à son organisme la gamme complète des éléments nutritionnels requis. Mis au point avec la collaboration de naturopathes du Québec, ce menu constitue en fait le plan quotidien d'alimentation le plus complet jamais préparé. De plus, il a fait l'objet d'une longue expérimentation et s'est avéré d'une grande efficacité. Enfin, avec l'aide de bons livres de recettes naturistes ou végétariennes, il peut être adapté à tous les goûts et à tous les besoins.

Déjeuner

Au lever:

2 c. à thé de miel naturel.

Mangez surtout des fruits frais et mûrs.

Par exemple: banane, pomme, poire, pêche, prune, cerise, nectarine, ananas, grenade, mandarine, fraise, framboise, bleuet, melon, raisin frais (rouge, jaune, vert, bleu), atoca, gadelle, groseille, etc.

Jus de fruits préparés à l'extracteur ou vendus dans les magasins d'aliments naturels: pomme, prune, raisin, framboise, fraise, cassis, mûre, abricot, canneberge, cerise noire, grenade, groseille, ronce, etc.

À moins de contre-indication: 2 ou 3 oranges par semaine (sans pelure mais avec pulpe, pas le jus seulement).

Ajoutez du yogourt nature ou du fromage cottage maigre en bonne quantité.

Vous pouvez aussi choisir l'un ou l'autre des menus suivants:

a) Fruits sucrés, séchés ou trempés: abricot, figue, datte, banane, pêche, poire, pomme, pruneau, raisin. Gelées ou compotes de fruits (peu sucrées au sucre naturel).

b) Noix naturelles (en petite quantité): amande, noisette, pignon, noix du Brésil, pacane, aveline, gland, noix de Grenoble, graines de sésame, tournesol, citrouille.

c) 2 rôties de pain entier, avec beurre naturiste ou ordinaire au choix (sauf contre-indication pour ce dernier).

d) Céréale naturiste sans sucre; y ajouter des fruits frais coupés en petits morceaux, avec lait ou lait de soya.

e) 1 ou 2 oeufs cuits au goût, mais sans friture, et 1 ou 2 rôties de pain entier, avec beurre naturiste ou ordinaire au choix (sauf contre-indication pour ce dernier). Pas plus de 4 oeufs par semaine.

Breuvage accompagnant votre déjeuner:

a) Tisane (celle qui vous est recommandée ou au choix).

b) Café naturiste.

c) Verre de lait de soya ou poudre de caroube; verre de lait si non contre-indiqué.

Dîner

15 minutes avant le repas: JUS DE LÉGUMES FRAIS.

Par exemple:
Carotte (3 oz), céleri (2 oz), pomme (1 oz).
Carotte, céleri, chou.
Carotte, céleri, piment vert.
Tout autre jus de légumes au choix (sauf épinard).
Bien insaliver et boire lentement.

Mangez de la viande saine ou du poisson frais ou congelé, bouilli ou au four.

Aiglefin (haddock), éperlan, flétan, hareng, homard, maquereau, morue, saumon, sole, thon, truite, etc.

Steak grillé, au four ou braisé, mais saignant, sans beurre, huile ou margarine.

Rôti de boeuf dégraissé ou boeuf dégraissé sous toutes ses formes: rosbif saignant, boeuf bouilli, etc.

Côtelettes ou gigot d'agneau dégraissé.

Dinde dégraissée. Ne pas manger la peau. Pas de poulet barbecue.

Veau dégraissé ou côtelettes.

Mouton dégraissé, lièvre dégraissé ou protéines végétales équilibrées.

Porc maigre.

Ne consommez pas de sauce ni de gras provenant d'animaux ou de viandes frites.

Accompagnez la viande et le poisson d'une bonne **salade de légumes crus** au choix: laitue (vert foncé), cresson, tomate, concombre (sans pelure), céleri, persil, radis, pissenlit, chicorée, fenouil, etc. Assaisonnez d'huile naturelle, vinaigre de cidre (peu), sel végétal ou sel de mer et aromates: laurier, sauge, thym, menthe, sarriette, etc.

Si désiré, parfois: légumes peu cuits et huile naturelle.

Si bien toléré, 1 ou 2 tranches de pain naturel avec le repas de viande.

DESSERT:
Fruits frais, en particulier une pomme.
Compote de fruits (avec peu de sucre naturel).
Gélatine naturiste faite avec jus de fruit et agar-agar.
Brioches, gâteaux ou muffins naturistes.
Tapioca naturiste, etc.
Tisane recommandée ou au choix, café naturiste.

Souper

15 minutes avant le repas: JUS DE LÉGUMES FRAIS.

Si désiré: soupe maison dégraissée, légumes croquants, potage ou bouillon. Au moment de servir, on peut ajouter de l'huile naturelle.

Mangez surtout des salades de légumes crus.

Utilisez des légumes frais et de saison: laitue, carotte, céleri, tomate, concombre, persil, cresson, chou, olive noire, maïs frais, radis, ciboulette, piment vert, avocat, etc., avec de l'huile naturelle.

Si désiré, et quelques fois par semaine:

Légumes variés très peu cuits à la vapeur ou purée de légumes au choix.

Pomme de terre au four avec pelure.

Carotte, betterave, aubergine, piment vert, oignon, céleri, fève, asperge, chou-fleur, navet, brocoli, escarole, chou de Bruxelles, artichaut, panais, pois vert, courge, endive, persil, poireau, haricot.

Au moment de servir: sel végétal, sel de mer, aromates et huile vierge.

Variez souvent la composition de vos salades ou plats de légumes.

Avec votre salade, vous pouvez consommer 1 ou 2 tranches de pain naturel ou des rôties, avec beurre de noix naturelles (sésame, amande, noix du Brésil, de Grenoble, noisette, pignon, pacane, aveline, etc.) ou beurre habituel si non contre-indiqué.

Vous pouvez aussi choisir l'un ou l'autre des menus suivants:

a) Un plat de riz brun (naturel): basconnaise, etc., orge, millet.

b) Un plat de fèves de soya, de fèves de lima, de lentilles avec fines herbes, oignon, persil; huile naturelle au moment de servir.

c) Pâtes alimentaires naturelles au four, avec huile au moment de servir: pâtes de soya, sarrasin, blé, artichaut, macaroni, nouilles, spaghetti, vermicelle, etc.

DESSERT:

Fruit nature, purée de fruits, compote ou salade de fruits frais.

Gélatine maison, brioche ou gâteaux naturistes, muffins (farine et ingrédients naturels).

Tisane recommandée ou au choix, café naturiste.

En soirée

Tisane recommandée.

Au coucher

2 c. à thé de miel, bien insalivé

ou

2 c. à thé de mélasse de La Barbade dans une tasse d'eau chaude. Bien insaliver.

Importance de la mastication

Il existe plusieurs facteurs pouvant assurer une meilleure digestion des aliments. La façon de les combiner, leur quantité, l'état d'esprit dans lequel on les consomme sont autant d'éléments qui peuvent influencer la digestion. Mais il en existe un, plus fondamental encore: la mastication.

Le meilleur aliment du monde ne saurait être bien digéré et assimilé s'il n'est d'abord bien mastiqué. Voilà la toute première condition d'une bonne utilisation des aliments.

La mastication est bien plus qu'une simple opération de broyage des aliments. Elle contribue chimiquement à leur digestion grâce aux enzymes qui se trouvent dans la salive. Or, afin qu'un aliment puisse être correctement imbibé de salive, il faut qu'il soit bien mastiqué.

Pour bien réaliser l'importance de la mastication des aliments, il faut connaître un peu la physiologie digestive. Lorsque nous consommons un aliment, celui-ci se retrouve éventuellement dans l'estomac. Dépendamment des constituants de cet aliment (protéines, hydrates de carbone ou lipides), sa digestion peut se faire en bonne partie dans l'estomac ou dans l'intestin, ou les deux à la fois. Dans l'estomac, les aliments subissent un brassage mécanique qui leur permet de se mélanger intimement aux sucs gastriques. À leur tour, ces derniers transforment les aliments en d'autres substances par un processus chimique.

Si les aliments n'ont pas été correctement mastiqués, ils sont avalés en morceaux relativement gros. Il est alors très difficile pour les sucs gastriques de bien transformer ces morceaux d'aliments trop gros. Il s'ensuit une digestion lente et plus ou moins pénible.

Dans le cas des aliments qui contiennent des féculents (pain, céréales, pâtes alimentaires, etc.), la digestion débute carrément au niveau de la bouche. En effet, on trouve dans la salive un enzyme, la ptyaline, qui entreprend chimiquement la transformation de l'amidon. Lorsqu'on avale rapidement de tels aliments, la ptyaline de la salive ne peut pas se mélanger suffisamment à l'amidon. La première partie de la digestion des féculents est donc ratée. Les autres étapes de cette digestion ne peuvent plus s'accomplir normalement.

Idéalement, on devrait mâcher chaque bouchée une trentaine de fois. Au début, pour acquérir cette habitude, il est recommandé de compter chaque coup de mâchoire. Par la suite, la mastication complète se fait automatiquement. Les aliments sont avalés uniquement lorsque la bouche nous signale qu'ils sont pratiquement liquéfiés.

Il est à noter ici que même les aliments liquides doivent être mastiqués. Il faut les retenir un certain temps dans la bouche avant de les avaler. De cette façon, ils peuvent également être imprégnés d'une certaine quantité de salive.

On peut dire sans trop risquer de se tromper que la bonne mastication compte pour 50% de la digestion totale. Toute personne qui digère mal ou qui veut améliorer sa digestion devrait donc commencer par mastiquer davantage ses aliments. C'est une des bonnes habitudes alimentaires à acquérir.

L'extracteur à jus

Une excellente façon de tirer pleinement profit des vertus nutritives des fruits et légumes frais est de les consommer sous forme de jus fraîchement obtenus à l'aide d'un extracteur.

Certains pourront prétendre qu'il est plus naturel de consommer directement les fruits et les légumes tels quels. On oublie alors trois réalités bien spécifiques.

D'abord, il faut dire que les jus de fruits et de légumes frais sont beaucoup plus faciles à digérer que les fruits et les légumes eux-mêmes. Le tube digestif n'a pratiquement aucun effort à faire pour les assimiler. Leur digestion est réduite à sa plus simple expression. Si on a la sagesse de prendre les jus au bon moment, c'est-à-dire une trentaine de minutes avant les repas, leur digestion ne pose aucun problème, même dans le cas des digestions les plus lentes.

En deuxième lieu, les jus présentent l'avantage de fournir à l'organisme beaucoup d'éléments nutritifs sous un faible volume. On peut en effet trouver dans un verre de jus de carotte l'équivalent de quatre ou cinq carottes. S'il fallait manger ces carottes, le tube digestif pourrait s'en trouver encombré. On ne pourrait certainement pas manger autre chose une demi-heure plus tard comme on peut facilement le faire après un verre de jus de carotte. Pour les gens carencés qui ont besoin d'assimiler beaucoup d'éléments nutritifs sous un faible volume, les jus constituent l'idéal. On peut d'ailleurs en dire autant pour ceux dont la capacité digestive est réduite. C'est souvent le cas des personnes âgées. Les jus leur conviennent donc à merveille.

En troisième lieu, les jus permettent de consommer beaucoup de crudités, ce qui n'est pas le cas lorsqu'on consomme notamment des légumes complets. Par exemple, on peut très bien utiliser la betterave ou le navet dans un jus. Pourtant, ces deux légumes ne se mangent pratiquement jamais crus. Or on sait que la cuisson détruit une partie de leurs éléments nutritifs... C'est là un autre avantage des jus.

On devrait normalement boire au moins un verre de 8 oz de jus par jour. Et tel que précisé plus haut, il faudrait boire nos jus une trentaine de minutes avant le repas. On sait en effet que les jus ne subissent pratiquement pas de digestion stomacale et se digèrent essentiellement dans l'intestin. En les consommant de cette façon, ils ne peuvent pas nuire à la digestion des autres aliments.

Les jus doivent être bus immédiatement après leur extraction. On évite l'oxydation d'une partie des vitamines qu'ils contiennent et on en tire le plus grand profit. Il faut varier leur composition et il n'y a aucun inconvénient à mélanger les fruits et les légumes dans un même jus.

Les aliments acidifiants

La plus grande partie de nos maladies d'intoxication (irritation de la peau, engorgement fréquent des voies respiratoires, etc.) provient d'un taux d'acidité interne trop élevé. Le taux d'acidité des Québécois est particulièrement élevé parce que:

- La période d'ensoleillement ne dépasse pas 4 mois par année (le soleil est un puissant agent antiacide).

- Les Québécois consomment...
  - trop de sucre, en moyenne 55 kg par personne par année;
  - trop de viande, principalement les viandes grasses, les charcuteries grasses et épicées;
  - trop de café, thé, eaux gazeuses, boissons alcooliques;
  - trop de gras et fritures (croustilles, frites, etc.);
  - trop d'aliments dévitalisés et chimifiés.

La personne qui désire réduire son taux d'acidité doit donc modifier son apport alimentaire comme suit...

Réduire la consommation de ces aliments acides ou acidifiants:

- Fruits amers: tomate, orange, citron, pamplemousse, ananas, kiwi, rhubarbe, grenade, etc.
- Ketchup, relish, moutarde, vinaigre, vinaigrettes.
- Viandes en général, abats (foie, rognons, etc.) et plus particulièrement le porc.
- Eaux gazeuses, café, thé, cacao.
- Sucreries sous toutes leurs formes: glaçage, jello, biscuits, tablettes de chocolat, crème glacée, pâtisseries françaises, sucre à la crème, tarte au sucre, aux pacanes, etc.
- Farines et céréales blanchies, blanc d'oeuf.

- Haricots secs, lentilles sèches, noix et arachides (sauf les amandes).

Augmenter la consommation de ces aliments anti-acides:

- Fruits doux: banane, datte, figue, fruits séchés, pomme, poire, pêches douces et autres fruits doux.
- Légumes doux et pauvres en amidon: chou, courge, avocat, betterave, navet, panais, artichaut, pois vert, épinard, haricot jeune, céleri, carotte jeune, oignon, tomate douce et jeune pomme de terre.
- Lait et produits laitiers à faible teneur en gras.
- Farines complètes (blé entier).
- Jaune d'oeuf.
- Amandes.

On peut se laisser aller à quelques écarts de temps à autre, sans remords. L'important est d'appliquer 80% des recommandations naturistes et de s'accorder 20% d'écart si son état de santé le permet. Une vie saine doit aussi être agréable. Il ne faut pas être fanatique.

LES CARENCES NUTRITIONNELLES

Il existe deux grandes catégories de signes pouvant indiquer un état de santé déficient. La première catégorie est celle des signes témoignant une carence quelconque sur le plan nutritionnel. La deuxième catégorie est celle des signes dénotant une intoxication ou un encrassement de certains tissus de l'organisme.

Il est évident que certains signes démontrent clairement la maladie. Par exemple, lorsqu'une personne connaît de graves difficultés respiratoires, elle n'a pas à s'interroger longuement sur le sens de cette manifestation. Il est clair que son état nécessite des soins immédiats et particuliers. Il en va de même dans le cas des douleurs vives à un endroit ou l'autre du corps.

Mais certains petits malaises, qui sont des signes avant-coureurs de maladie, sont souvent très mal interprétés. Ils sont pourtant significatifs et peuvent permettre, lorsqu'on y apporte les correctifs adéquats, d'éviter de sérieux troubles éventuels de santé.

Vous voulez savoir si vous souffrez de carences en vitamines ou en minéraux? Les tableaux qui suivent vous le montreront facilement. Ils vous indiquent d'abord les symptômes d'une carence et donnent ensuite les aliments les mieux appropriés pour y remédier.

Il se peut que vous soyez dans l'impossibilité de consommer en quantité suffisante les aliments nécessaires pour combler vos carences. Dans ce cas, n'hésitez pas à vous procurer sous forme de suppléments alimentaires de source naturelle les vitamines et minéraux qui vous manquent. Vous les retrouverez dans les bons magasins d'aliments naturels.

Les vitamines

Vitamine A

Symptômes de déficience

Pierres (reins et rate), peau sèche, retard de croissance, peu de résistance à l'infection, troubles de sinus, cataracte, manque d'énergie, stérilité possible, manque d'appétit, troubles digestifs, diarrhée, troubles oculaires, abcès de l'oreille, maux de dents.

Aliments suggérés

Escarole, persil, carotte, piment, panais, épinard, patate douce, melon d'eau, asperge, haricot, betterave, artichaut, brocoli, céleri, chou, cantaloup, maïs, pissenlit, endive, avocat, poivron, pois, laitue, citrouille, tomate, abricot, cerise, prune, pêche, framboise.

Vitamine B

Symptômes de déficience

Fatigue constante, désordres gastriques, nervosité, manque d'appétit, mauvaise action péristaltique, pouls lent, lassitude, manque de vitalité, mauvaise lactation, dégénérescence nerveuse.

Aliments suggérés

Asperge, avocat, laitue, céleri, carotte, brocoli, haricot, mélasse, ananas, orange, pamplemousse, banane, melon, tomate, rutabaga, radis, poivron, pissenlit, chou-fleur, chou, betterave, prune, poire, citron, cantaloup, pomme, panais, patate douce, pomme de terre, persil, épinard.

Vitamine C

Symptômes de déficience

Mauvaise digestion, articulations molles, scorbut, nervosité, taux d'hémoglobine bas, mauvaise lactation, mauvaises dents, anémie secondaire, maux de tête, pouls rapide, faiblesse, souffle court, faible résistance à l'infection.

Aliments suggérés

Melon d'eau, fraise, framboise, orange, lime, citron, cantaloup, cresson, panais, tomate, rutabaga, poivron, piment, pois vert, persil, chou, haricot, carotte, concombre, laitue, pomme de terre, épinard, pomme, banane, pelure d'orange, pêche, courge jaune, asperge, céleri, oseille, oignon, radis, panais blanc, abricot, cerise, ananas.

Vitamine D

Symptômes de déficience

Nervosité, manque d'énergie, jambes arquées, bedon, constipation, mauvaise formation des dents, mauvaise formation des os, manque de calcium et phosphore dans l'organisme, rachitisme, convulsions, articulations enflées, déviation de la colonne, mauvaise croissance.

Sources de vitamine D

Les plantes ne contenant à peu près pas de vitamine D, il faut donc prendre du soleil. En hiver, ajoutez à vos jus de l'huile de foie de morue. Cependant, n'en prenez pas trop car l'excès est toxique.

Vitamine E

Symptômes de déficience

Frigidité, impuissance, troubles de grossesse, facultés affaiblies, stérilité, perte de cheveux, fausse-couche, mauvaise lactation.

Aliments suggérés

Épinard, laitue, persil, huile de germe de blé.

Vitamine K

Symptôme de déficience

Coagulation trop lente du sang.

Aliments suggérés

Épinard, oseille.

Les minéraux

L'organisme n'a pas besoin que de vitamines. Les minéraux lui sont également fort utiles. On en connaît plus de vingt dont au moins quinze sont essentiels. Bien sûr, le fer et le calcium sont les mieux connus, mais les autres n'en sont pas moins importants.

Contenus dans l'organisme en très petite quantité, ces minéraux sont tellement essentiels que, si par exemple le calcium vient à manquer, c'est le coeur qui fonctionnera anormalement. Il pourrait même s'arrêter complètement.

Un autre exemple: l'iode. Il y en a si peu dans l'organisme qu'il couvrirait à peine une tête d'épingle. Pourtant, c'est lui qui fait toute la différence entre une personne à l'intelligence bien développée dont la croissance est normale et une personne rachitique et stupide.

Il faut donc vous assurer que votre alimentation soit riche en minéraux de toutes sortes. Toutefois, il est très important que ces minéraux soient organiques, c'est-à-dire préalablement digérés par une plante ou par un animal, si l'on veut qu'ils soient efficacement assimilés. On les retrouve dans certains aliments ou dans des suppléments alimentaires disponibles dans les magasins d'aliments naturels. Les minéraux inorganiques intoxiquent sérieusement l'organisme. Il faut les éviter à tout prix.

Les tableaux qui suivent vous indiquent les minéraux les plus importants et les jus de fruits et de légumes qui peuvent vous les fournir.

Fer

Symptômes de déficience

Pressions sur l'estomac, mauvaise vue la nuit, mauvais équilibre, mauvais caractère, envies de dormir, insomnies, vessie faible, tumeurs utérines, constriction des muscles cardiaques, serrements de tête, gaz, respiration douloureuse, pulsations dans le bout des doigts, démangeaisons intolérables, pieds et mains froids, tremblement des membres inférieurs, douleurs menstruelles, foie et abdomen mous, toux sèche, gorge sèche, faiblesse des muscles du rectum, aliments partiellement digérés, surdité partielle, nervosité, hystérie, nerfs fatigués, douleurs aux articulations de l'épaule, inflammation et douleur des yeux, pellicule devant les yeux, incontinence, respiration oppressée, chevilles enflées, brûlures de la plante des pieds, suffocation, brûlures faciales, besoin de toniques, organes génitaux tendus, asthme, anémie, crainte de perdre la raison, fatigue pendant la lecture, pleurs incontrôlables, visage rouge et pâle alternativement, tendance aux rhumes de cerveau, palpitations cardiaques.

Jus recommandés

Artichaut, oseille, raisin, betterave, pissenlit, cerise, fraise, raisin sec, épinard, prune, poire, asperge, laitue, mûre, poireau, radis noir, chou de Bruxelles.

Calcium

Symptômes de déficience

Formation de pus, catarrhe, convalescence ralentie, ligaments mous, blessures qui ne guérissent pas, salive épaisse, lenteur de la marche, kystes, un membre plus court que l'autre, cicatrices affreuses, difformités, os mous, tremblements, hémorragies, mauvaise odeur corporelle, sensation de froid dans l'épine dorsale, varices, palpitations, étourdissements au grand air, maux de tête l'après-midi, sensibilité à l'humidité, mauvaise circulation du sang, douleurs aiguës dans les organes génitaux, discours incohérent, manque de courage, volonté faible, pessimisme, méfiance, crainte, rêve éveillé, soupirs, ennui, difficulté à penser.

Jus recommandés

Oseille, chou-fleur, fève de Lima, choucroute, carotte, céleri, radis, pêche, concombre, asperge, prune, laitue, raisin, épinard, rhubarbe, orange, oignon, lime, citron, poivron, chou, panais.

Phosphore

Symptômes de déficience

Mauvais contrôle des mains et des bras, paralysie, neurasthénie, difficultés dans l'apprentissage de la marche, température du corps variable, bras et jambes émaciés, jaunisse, bronchite, peu de stimulus sexuel, insensibilité à la douleur, prostration, crainte de l'avenir, durcissement de la cire d'oreilles, sentiment que quelque chose ne va pas, haine du travail, visage pâle, impuissance, névralgie.

Jus recommandés

Concombre, persil, cresson, citrouille, champignon, raisin frais ou sec, courge, carotte, chou, pois, maïs, chou rouge.

Silicium

Symptômes de déficience

Ongles cassés, aucune ambition pour le travail intellectuel, démangeaisons aux oreilles, dents sensibles au froid, «endormitoires» durant l'après-midi, cuisses douloureuses, évanouissements, douleurs à la poitrine et à l'abdomen, peau du visage jaune, gencives molles, douleurs dans la prostate, pouls rapide et bref, froid au côté gauche du corps, étourdissements, foie enflé, troubles ovariens, polypes, cheveux ternes, lèvres gercées, maux de tête, démangeaisons de la plante des pieds, transpiration excessive, rhumatismes, impuissance, fatigue nerveuse, dépendance de la drogue, douleurs dans les organes génitaux, brûlures au bout des doigts, faiblesse des membres inférieurs, urination fréquente, neurasthénie, toux, fièvre des foins, tuberculose, tumeurs.

Jus recommandés

Radis, concombre, chou, pissenlit, asperge, olive, oignon blanc, fraise, laitue, figue.

Chlore

Symptômes de déficience

Maux de tête, formation de mucus dans la gorge, troubles cardiaques, troubles de vessie, membres lourds, prostration, pyorrhée, surdité, faim insatiable, salive et urine remplies de sang, digestion lente des sucres, brûlures dans les reins, douleurs rhumatismales dans les muscles, anxiété, bouche en feu, constipation, douleurs dans les os, tremblement de la lèvre supérieure, tensions dans l'estomac, lèvres bleues, rougeurs dans les extrémités.

Jus recommandés

Oseille, choucroute, tomate, olive mûre, épinard, radis, laitue, concombre, chou, céleri, carotte, asperge.

Iode

Symptômes de déficience

Goût de gras dans la bouche, déteste l'humidité, mollesse des membres inférieurs, faim insatiable, pouls alternativement rapide et lent, enflure des glandes, prostration, préférence à se tenir debout, enflure des pieds ou des orteils, engourdissement des doigts et des mains, respiration courte, salive alternativement douce et putride, douleurs névralgiques au coeur, douleurs névralgiques au col de l'utérus, palpitations dans les artères et le coeur, estomac et tête opressés, esprit lent, peau pâle, sèche, écaillante, enflure de la gorge, goitre.

Jus recommandés

Chou de Bruxelles, asperge, cresson, tomate, fraise, chou, chou rouge, oseille, laitue, céleri, brocoli, oignon blanc, pelure de pomme de terre, avocat, ananas, poire, champignon, laitue, ail, carotte, artichaut.

Manganèse

Symptômes de déficience

Démangeaisons pendant et après la transpiration, faiblesse des muscles du rectum, os qui craquent, enflure des glandes, évanouissements, respiration difficile, sentiments désagréables, fonctions du goût troublées, cerveau rapetissé, visage chaud, équilibre troublé, goût gras dans la bouche, vents dans l'abdomen, raideur des bras, insensibilité temporaire des membres inférieurs, enflure des ovaires, contractions de l'estomac qui ne retient pas les aliments, palpitations, douleurs névralgiques, transpiration abondante, démangeaisons derrière le genou, catarrhe sec, goutte.

Jus recommandés

Haricot, glands, feuille de menthe, persil, noix, amande, nasitort (cresson alénois), endive, cresson, ciboulette.

Sodium

Symptômes de déficience

Changement de couleur de l'urine, glandes salivaires
sèches, durcissement des artères, ulcères d'estomac,
crampes, soubresauts de la paupière, sciatique, visage
brûlant, crainte des courants d'air, catarrhe du nez, mauvais odorat, asthme, perte des cheveux, maux de tête,
constipation, craintes, nerfs irrités, catarrhe des
poumons, tendance aux irruptions cutanées, mauvaise
haleine, mauvaise digestion des gras, sucres et féculents, accès de colère, catarrhe de la gorge, mélancolie,
dépression, étourdissements, accès d'hystérie, confusion
mentale, acidité gastrique, irritabilité, gaz dans l'estomac,
troubles cardiaques, pieds froids, peau sèche, langue
sèche, rhumatisme.

Jus recommandés

Panais, radis, prune, concombre, betterave, asperge,
pomme, fraise, épinard.

Potassium

Symptômes de déficience

Rétrécissement des valves cardiaques, estomac tombant, maladies organiques du coeur, crampes, ligaments faibles et tombants, faiblesse des muscles utérins, déplacement de la matrice, hydropisie, neurasthénie, troubles rénaux, troubles du foie, insomnie, diabète, testicules ou ovaires enflés, une oreille rouge et l'autre blanche, désir d'aliments surs, d'eau froide, constriction de l'urètre, crampes au coeur, nervosité pendant la nuit, douleurs au bas de la tête, derrière de la tête, douleurs aiguës dans l'oreille gauche, sensation de sable dans l'oeil, mauvaise digestion des sucres, mauvais fonctionnement des intestins, démangeaisons autour des cicatrices, pyorrhée, saignements de nez, douleurs au côté, eczéma sur les jambes, peau sèche, muscles atrophiés, transpiration abondante, gorge sèche, goût amer dans la bouche, nausées, coeur faible.

Jus recommandés

Asperge, brocoli, oseille, chicorée, cresson, tomate jaune, cerise noire, panais, céleri, rhubarbe, poireau, poivron vert, raisin, chou de Bruxelles, artichaut, carotte, ananas, épinard, persil, feuille de menthe, laitue, endive, noix de coco, chou, bleuet, betterave, pissenlit.

Magnésium

Symptômes de déficience

Allergie à la laine, sang trop chaud, jaunisse, pouces faibles, urine pâle, névralgie, diarrhée, sensation de tomber, sensation de froid au lit, yeux et doigts nerveux, sensation de brûlure dans la bouche, transpiration huileuse, faiblesse des muscles abdominaux, durcissement du foie, expectorations jaunes, douleurs dans le cou et les épaules, goût de terre dans la bouche, maux de dents, passion, craintes, choléra, péritonite, évanouissements, troubles nerveux, constipation, silhouette émaciée, peau maladive, intestins enflés.

Jus recommandés

Poire, pêche, maïs, cerise, chou, raisin, pomme, laitue, pissenlit, épinard, prune, lime, tangerine, pamplemousse.

Fluor organique

Symptômes de déficience

Catarrhe glandulaire, processus de dégénérescence, paralysie, tumeurs des os, tendance à la diphtérie, mauvaise vue, crampes dans les jambes, langue foncée, sang plus noir que d'habitude, yeux exorbités, nez rouge et enflé, troubles de l'ouïe, gencives saignantes, sensation de pourriture dans la bouche, lèvres, cou et yeux enflés, maladies des ongles, des sourcils, aversion pour la noirceur, pigmentation huileuse, sale, rhumatisme dans les os, obésité, dilatation des vaisseaux sanguins, formation de pus, déviation de l'épine dorsale, utérus élargi, stérilité, sclérose, excroissance dans les oreilles, catarrhe de l'urètre, tumeurs dans les organes internes, pierres sur les reins, tumeurs dans le foie, pourriture des os et des dents.

Jus recommandés

Avocat, cerfeuil, endive, cresson, épinard, choucroute, ail, chou-fleur, chou.

Soufre

Symptômes de déficience

Enflure du foie, de l'utérus, peau sèche, «endormitoires», sensation de brûlure à l'abdomen, transpiration nocturne sur la poitrine, palpitations, brûlures aux pieds, nervosité, nausées causées par le lait, urine fétide et verte, salive fétide, brûlements de gorge, enflure de l'abdomen, bout du nez rouge, gaz, indigestion, troubles du côlon, de l'estomac, de la gorge.

Jus recommandés

Mûre, pomme de terre, raisin, concombre, cerise, asperge, pomme, rutabaga, radis, pêche, oignon, chou-fleur, cresson, panais, feuille de panais, rhubarbe, capucine, marjolaine, poireau, endive, cerfeuil, chou de Bruxelles, épinard, orange, noix, figue, noix de coco, carotte, chou rouge.

Autres symptômes de carences nutritionnelles

Si vous pouvez répondre oui à l'une ou l'autre des questions suivantes, il est fort probable que vous manquiez de certains éléments essentiels. Après chaque question, le ou les éléments en cause sont indiqués.

1. Avez-vous la peau sèche et rugueuse?
   - Vitamine A.

2. Manquez-vous d'appétit?
   - Complexe alimentaire riche en vitamine B.

3. Vos blessures mettent-elles beaucoup de temps à guérir?
   - Vitamine C que l'on retrouve pour une plus grande efficacité dans un complexe alimentaire riche en vitamine C et en bioflavonoïdes.

4. Saignez-vous parfois du nez ou vous faites-vous des ecchymoses facilement?
   - Rutine que l'on retrouve pour une plus grande efficacité dans un complexe alimentaire riche en vitamine C et en bioflavonoïdes.

5. Votre sang tarde-t-il à coaguler normalement?
   - Vitamine K.

6. Êtes-vous ébloui(e) par la lumière intense?
   - Vitamine A.

7. Êtes-vous irritable?
   - Complexe alimentaire riche en vitamine B; calcium et magnésium.

8. Souffrez-vous d'anémie sans qu'un supplément de fer ne parvienne à corriger cette situation?
   - Vitamine B_{12} que l'on retrouve pour une plus grande efficacité dans un complexe alimentaire riche en vitamine B.

9. Manquez-vous de résistance aux infections et avez-vous le rhume facilement?
   - Vitamine C que l'on retrouve pour une plus grande efficacité dans un complexe alimentaire riche en vitamine C et en bioflavonoïdes et vitamine A.

10. Avez-vous de la difficulté à voir dans l'obscurité?
    - Vitamine A.

11. Vos réflexes sont-ils amoindris?
    - Vitamine B_1 que l'on retrouve pour une plus grande efficacité dans un complexe alimentaire riche en vitamine B; potassium.

12. Avez-vous des troubles osseux?
    - Vitamine B; calcium.

13. Vos gencices saignent-elles?
    - Vitamine C que l'on retrouve pour une plus grande efficacité dans un complexe alimentaire riche en vitamine C et en bioflavonoïdes.

14. Avez-vous des allergies?
    - Vitamine A.

15. Êtes-vous fatigué(e) et avez-vous tendance à la dépression?
    - Vitamine B, que l'on retrouve dans un complexe alimentaire riche en vitamine B.

16. Avez-vous la langue sensible ou douloureuse?
    - Vitamine B_2 que l'on retrouve pour une plus grande efficacité dans un complexe alimentaire riche en vitamine B.

17. Êtes-vous trop maigre?
    - Vitamine F.

18. Vos cheveux sont-ils très secs?
    - Vitamine E; iode.

19. Êtes-vous faible musculairement?
    - Vitamine C que l'on retrouve pour une plus grande efficacité dans le complexe alimentaire riche en vitamine C et en bioflavonoïdes; vitamine E.

20. Vos cheveux blanchissent-ils prématurément?
    - Acide folique et paba que l'on retrouve pour une plus grande efficacité dans le complexe alimentaire riche en vitamine B; chlorure de magnésium.

21. Votre taux de cholestérol sanguin est-il trop élevé?
    - Inositol que l'on retrouve pour une plus grande efficacité dans le complexe alimentaire riche en vitamine B.

22. Êtes-vous atteint(e) de stérilité?
    - Vitamine E.

23. Êtes-vous fréquemment stressé(e)?
    - Vitamine B, que l'on retrouve dans une complexe alimentaire riche en vitamine B.

24. Avez-vous des palpitations cardiaques?
    - Calcium et magnésium.

25. Souffrez-vous d'anémie?
    - Fer; vitamine C.

26. Avez-vous perdu le sens du goût?
    - Zinc.

27. Avez-vous souvent des crampes et des spasmes musculaires?
    - Calcium et magnésium; vitamine D.

28. Avez-vous des tremblements?
    - Chlorure de magnésium.

29. Souffrez-vous de nervosité accompagnée d'insomnie?
    - Potassium.

30. Vieillissez-vous prématurément?
   - Sélénium; vitamine B_{15} (acide pangamique) que l'on retrouve pour une plus grande efficacité dans un complexe alimentaire riche en vitamine B.

31. Votre coordination musculaire est-elle mauvaise?
   - Manganèse.

32. Souffrez-vous de carie dentaire?
   - Calcium et magnésium.

33. Votre teint est-il très pâle et vous sentez-vous continuellement fatigué(e)?
   - Fer.

34. Avez-vous un mauvais fonctionnement de la glande thyroïde; êtes-vous atteint(e) de goitre?
   - Iode.

35. Êtes-vous parfois confus(e) mentalement?
   - Chlorure de magnésium.

Habitudes de vie à l'origine de carences nutritionnelles

Certaines mauvaises habitudes de vie entraînent dans l'organisme des carences nutritionnelles. En voici quelques exemples sous forme de questions. Après chaque question, les carences sont indiquées.

36. Faites-vous usage de boissons alcoolisés?
    - Vitamine A; complexe alimentaire riche en vitamine B; potassium; zinc.

37. Fumez-vous?
    - Vitamines B_1, B_2, B_6 et acide folique que l'on retrouve pour une plus grande efficacité dans un complexe alimentaire riche en vitamine B; vitamine C que l'on retrouve pour une plus grande efficacité dans un complexe alimentaire riche en vitamine C et en bioflavonoïdes.

38. Buvez-vous régulièrement du café?
    - Vitamine A; complexe alimentaire riche en vitamine B; fer; potassium.

39. Prenez-vous des médicaments à base de cortisone?
    - Vitamine A; potassium; vitamine C que l'on retrouve pour une plus grande efficacité dans un complexe alimentaire riche en vitamine C et en bioflavonoïdes.

40. Faites-vous usage d'huile minérale pour combattre la constipation?
    - Vitamines A, D, E, K.

41. Prenez-vous la pilule anticonceptionnelle?
   - Acide folique et vitamine B_6 que l'on retrouve pour une plus grande efficacité dans le complexe alimentaire riche en vitamine B; vitamine E; vitamine C que l'on retrouve pour une plus grande efficacité dans le complexe alimentaire riche en vitamine C.

42. Prenez-vous des somnifères?
   - Complexe alimentaire riche en vitamine B.

43. Prenez-vous des antibiotiques?
   - Vitamines A, K; vitamine B_{12} et acide folique que l'on retrouve pour une grande efficacité dans le complexe alimentaire riche en vitamine B; calcium, potassium, fer.

44. Prenez-vous des analgésiques?
   - Vitamine B_{12} et acide folique que l'on retrouve pour une plus grande efficacité dans le complexe alimentaire riche en vitamine B.

45. Faites-vous régulièrement du stress?
   - Complexe alimentaire riche en vitamine B; potassium; calcium.

46. Consommez-vous du sucre blanc régulièrement?
   - Complexe alimentaire riche en vitamine B; phosphore; potassium; calcium.

47. Prenez-vous des diurétiques ou des antiacides?
   - Complexe alimentaire riche en vitamine B; vitamine C que l'on retrouve pour une plus grande efficacité dans le complexe alimentaire riche en vitamine C et en bioflavonoïdes; fer, calcium; phosphore; silicium; chlore; iode; manganèse; sodium; potassium; magnésium; fluor organique; soufre.

48. Êtes-vous exposé(e) aux rayons X?
   - Vitamine F; vitamine B_6 que l'on retrouve pour une plus grande efficacité dans le complexe alimentaire riche en vitamine B.

49. Consommez-vous régulièrement des oeufs crus?
   • Biotine que l'on retrouve pour une plus grande efficacité dans le complexe alimentaire riche en vitamine B.

50. Faites-vous souvent de la fièvre?
   • Vitamine C que l'on retrouve pour une plus grande efficacité dans le complexe alimentaire riche en vitamine C et en bioflavonoïdes.

LES SUPPLÉMENTS ALIMENTAIRES

Qu'est-ce qu'un supplément alimentaire?

Un supplément alimentaire, c'est un aliment concentré, un super-aliment.

Pourquoi consommer des suppléments alimentaires?

1. Parce que nos aliments sont déficients:

   a) On ajoute des engrais chimiques, herbicides, et insecticides aux fruits et aux légumes.

   b) On injecte des hormones au boeuf et au porc.

   c) Les poulets sont nourris avec des moulées bourrées d'antibiotiques.

   d) Les fruits sont mûris dans des chambres à gaz.

   e) Les farines et le sucre sont blanchis et trop chimifiés.

   f) Beaucoup trop de produits contiennent des préservatifs et des colorants artificiels.

2. Parce que notre alimentation est souvent déficiente:

   a) Les personnes difficiles ne mangent pas certains fruits ou légumes.

   b) Bien des gens sont trop souvent à la diète (avec des régimes pas toujours équilibrés).

   c) Ceux qui sont toujours à la course se contentent de conserves ou «TV dinners», ou encore mangent souvent dans des restaurants «fast food».

   d) En cuisant trop les aliments, nous détruisons plusieurs vitamines et enzymes.

Pourquoi avons-nous besoin de suppléments alimentaires toute l'année et surtout l'été?

1. Parce que même l'été nos aliments sont toujours aussi carencés, bourrés d'engrais chimiques, insecticides, préservatifs, colorants, etc.

2. Parce que souvent, l'été, nous surveillons moins notre alimentation car nous sommes en vacances.

3. Parce que l'été, le soleil nous permet d'assimiler mieux les substances nutritives des suppléments alimentaires.

4. Parce que l'été doit servir à préparer et à renforcer notre corps pour les mois d'hiver à venir.

Est-ce que je dois demander la permission à mon médecin pour prendre des suppléments alimentaires?

Les suppléments alimentaires étant des aliments, il n'y a aucune contre-indication à en consommer. On n'y retrouve pas les effets secondaires des médicaments de synthèse. Ils ne font qu'enrichir notre alimentation de base pour de meilleurs résultats. Comme on n'arrête pas de manger parce que l'on prend des médicaments, on peut continuer à consommer des suppléments alimentaires en tout temps et aussi longtemps que l'on veut maintenir une excellente santé.

Une étude américaine intitulée *La vitamine C contre le cancer*[1] confirme cette thèse:

«Le docteur James E. Enstrom (...) a mené une étude épidémiologique prospective auprès de 215 hommes et de 150 femmes, résidant tous et toutes en Californie (...) et qui étaient âgés d'au moins 65 ans à ce moment.

[1] *La Vitamine C contre le cancer*
Dr Ewan Cameron et Linus Pauling
L'Étincelle, 1982; 333 pages.

Selon les informations recueillies par questionnaires en 1974 et en 1977, leur régime alimentaire ressemblait à celui de l'Américain moyen, mais incluait en plus des suppléments alimentaires, dont une consommation quotidienne d'environ 1 700 mg de vitamine C, 700 U.I. de vitamine D et 18 000 U.I. de vitamine A, ainsi que d'autres vitamines et minéraux.

«Après avoir enregistré pendant quatre ans leur taux de mortalité, celui-ci, une fois normalisé et comparé aux taux de mortalité de l'ensemble (...) est le plus bas observé parmi les groupes auto-sélectionnés d'une population âgée. D'après nous, cela indique que les suppléments alimentaires ont une influence significative sur la santé.»

Est-ce que les enfants peuvent prendre des suppléments alimentaires?

Oui, car la santé est le bien le plus précieux que nous pouvons leur donner.

À quels résultats doit-on s'attendre?

Les résultats obtenus par l'application des méthodes naturelles de santé dépendent de plusieurs facteurs. En tout premier lieu, il y a évidemment la condition de l'individu. Plus cette condition est sérieuse, plus il faudra de temps pour la corriger, cela va de soi.

En second lieu, on doit tenir compte du degré d'application individuelle. Bien des gens suivent les recommandations naturistes, mais uniquement d'une façon partielle. Dans ce cas, il faut bien sûr s'attendre également à obtenir des résultats mitigés. En fait, mieux le programme est suivi, meilleurs sont les résultats.

Cependant, ceci ne signifie pas que le fait de suivre partiellement un programme n'a aucune valeur. Mieux vaut évidemment appliquer un programme de santé à 50% que de ne pas l'appliquer du tout. On peut effectivement tirer profit d'une telle application partielle, mais il est évident que les résultats sont limités. Il est indéniable qu'une application complète d'un programme de santé donne toujours les meilleurs résultats.

En troisième lieu, même dans le cas d'une application complète, il faut savoir que les résultats sont très rarement immédiats. Il faut généralement un certain temps avant qu'ils se manifestent, d'où la nécessité de faire preuve de patience. En fait, on doit compter entre trois et six mois pour obtenir des résultats valables. Il faut toujours se rappeler que les méthodes naturelles de santé ont essentiellement pour but de plonger l'organisme dans des conditions favorables à l'éclosion de la santé. Ces méthodes ne visent pas la suppression des symptômes des maladies. Elles redonnent plutôt à l'organisme la résistance nécessaire pour surmonter les maladies proprement dites. L'acquisition d'une telle résistance nécessite évidemment du temps.

Il ne faut donc pas hésiter à prendre régulièrement ses suppléments et autres produits naturels de santé. La régularité et la persistance sont deux vertus importantes pour obtenir de meilleurs résultats. Et il ne faut jamais négliger d'appliquer les correctifs suggérés, lesquels font partie intégrante de tout bon programme de santé.

Où se procurer ses suppléments alimentaires?

Pour de meilleurs résultats, il faut se procurer ses suppléments alimentaires dans les magasins d'aliments naturels. Ceux-ci offrent la meilleure qualité au meilleur prix. Les pharmacies sont d'abord des vendeurs de médicaments (drogues) et les suppléments ou aliments qu'on y trouve sont parfois faussement naturistes et de qualité inférieure. De plus, le personnel de pharmacie n'est pas formé à l'alimentation naturelle et aux suppléments alimentaires. Chacun son métier...

Un bon magasin d'alimentation naturelle est LE SEUL ENDROIT vraiment fiable et spécialisé.

L'INTOXICATION

Facteurs d'intoxication de l'organisme

Mauvaise qualité des aliments

Lorsque la digestion et l'élimination ralentissent, l'activité fonctionnelle de l'organisme tout entier est perturbée. Ceci amène un état appelé auto-intoxication, ou encore auto-empoisonnement. La rétention de ces matières morbides dans l'organisme est la cause fondamentale de la plupart des désordres chroniques.

Ainsi, les mets indigestes riches en gras animal, les viandes de charcuterie, le foie gras, les fritures, les ragoûts, les sauces, le lard, l'abus des féculents (particulièrement les pâtes alimentaires à base de farine raffinée, soit macaroni, pizza, spaghetti, etc.), les pâtisseries trop riches, le café, le thé et l'alcool favorisent l'accumulation des résidus toxiques dans l'organisme.

Tout ces aliments dénaturés ont tendance à fermenter et à se putréfier dans les intestins. Les toxines qui en résultent pénètrent à travers la muqueuse intestinale, passent dans le sang et le saturent de déchets qui engorgent les capillaires, provoquent des congestions douloureuses et conduisent à l'encrassement de l'organisme: la toxémie.

L'intoxication médicamenteuse

Tous les médicaments quels qu'ils soient entraînent une intoxication de l'organisme. Ce sont des substances toxiques incompatibles avec le fonctionnement normal de nos organes et tissus. Comme ils ont souvent des effets cumulatifs dans l'organisme, ils exercent des ravages considérables. De plus, on sait que leurs effets secondaires sont très fâcheux.

Mauvaises habitudes de vie

Pour refaire les réserves d'énergie nerveuse, il faut corriger le mode de vie. L'alimentation raffinée, dénaturée, chimifiée, la suralimentation, la vie sédentaire et inactive, le manque d'exercice physique, d'air pur et de soleil, les contraintes stressantes, les chocs, le surmenage, les excès dans le travail, les efforts exténuants pour atteindre la réussite sociale et matérielle, les soucis, la nervosité, l'abus des médicaments chimiques, l'air vicié et l'insuffisance d'oxygénation tendent à diminuer les combustions internes et l'élimination.

Surcharge alimentaire

Tous les excès qui portent atteinte à notre santé sont une cause d'encrassement toxémique. Nous mangeons en trop grande quantité des aliments qui n'ont pas de valeur nutritive et qui en plus encrassent, surmènent et surchargent le tube digestif en entier.

La surcharge alimentaire constitue l'une des causes premières de l'encrassement de l'organisme. La plupart des gens mangent trop, mangent mal et leurs occupations sédentaires ne fournissent pas une dose suffisante d'exercice physique pour justifier l'utilisation d'une si grande quantité d'aliments. Un tel surplus surcharge les organes de digestion et d'assimilation, encrassant l'organisme par des impuretés et poisons de toutes sortes.

Signes d'intoxication

Voici maintenant quelques questions pouvant vous indiquer votre degré d'intoxication. Si vous répondez oui à l'une ou l'autre d'entre elles, il ne fait pas de doute qu'une bonne cure de désintoxication vous sera utile.

51. Êtes-vous constipé(e)?
52. Avez-vous souvent le rhume et la grippe?
53. Avez-vous des problèmes de sinus?
54. Êtes-vous atteint(e) de bronchite ou autres troubles respiratoires?
55. Avez-vous des raideurs articulaires?
56. Avez-vous des douleurs rhumatismales?
57. Avez-vous des allergies?
58. Avez-vous des troubles de la peau?
59. Avez-vous des nausées?
60. Souffrez-vous d'inflammation des amygdales?
61. Avez-vous des ulcères d'estomac?
62. Faites-vous des laryngites?
63. Avez-vous des tumeurs?
64. Faites-vous de la goutte?
65. Avez-vous des troubles de la vessie?
66. Avez-vous des troubles de la protaste?
67. Faites-vous de l'artériosclérose?
68. Souffrez-vous parfois de bursite?
69. Êtes-vous ennuyé(e) par divers problèmes d'inflammation?
70. Avez-vous des douleurs musculaires?

Toute réponse affirmative à l'une ou l'autre de ces questions indique un état de toxémie et, du même coup, la nécessité d'une bonne désintoxication. L'organisme a besoin de se débarrasser des substances indésirables qui y stagnent. Une fois ces déchets éliminés, bien des troubles de santé peuvent rentrer dans l'ordre parce qu'ils sont essentiellement reliés à la toxémie. La pureté tissulaire est donc une condition essentielle de guérison et de retour à la santé. Dans le même ordre d'idées, on peut également dire qu'une telle pureté est un élément essentiel de la prévention d'une foule de maladies. C'est pour cette raison que les méthodes naturelles de santé mettent tellement l'accent sur le besoin de se désintoxiquer.

La cure de désintoxication

En quoi consiste la cure de désintoxication?

Cette cure se réalise d'abord par le repos, qui permet de récupérer les énergies nerveuses de manière à activer le travail des émonctoires. Il faut ensuite réduire de façon marquée l'apport alimentaire en mettant surtout l'accent sur la consommation de fruits et de légumes frais. Les jus sont excellents pour favoriser l'élimination des déchets.

Certaines plantes peuvent également aider les émonctoires dans leur travail de désintoxication, soit celles qui débarrassent le sang des déchets et toxines qui s'y trouvent. Les plantes suivantes ont une action dépurative: gentiane, sauge, bardane, salsepareille, bourdaine, saponaire, bourrache, réglisse, cascara-sagrada, etc. Des plantes comme le boldo, l'épine-vinette, le pissenlit, l'artichaut, la menthe, la petite centaurée, la bourdaine, la guimauve, la mercuriale, etc., ainsi que des suppléments alimentaires tels l'extrait de radis noir, le magnésium, etc., facilitent le décongestionnement du foie et permettent d'accélérer le processus de désintoxication.

De plus, un peu d'exercice physique est recommandé afin de provoquer la pleine activité des organes d'élimination, c'est-à-dire la peau, les poumons, le foie, les reins et les intestins. En effet, l'exercice augmente d'au moins 50% leur activité et assure la circulation du sang à travers tous les organes et tissus.

À quel moment se désintoxiquer?

Tous ceux qui ont négligé leur santé depuis des années sans être gravement malades, mais qui ne se sentent jamais bien pour autant, ont besoin d'une telle cure. Il ne faut pas attendre d'être malade pour se soumettre à une cure de désintoxication. En dehors de son action directe, thérapeutique, celle-ci est un facteur de rajeunissement et de longévité.

En outre, il est bon de décrasser son organisme chaque fois que le besoin s'en fait sentir. Toutefois, certaines périodes de l'année conviennent particulièrement mieux à la purification du système: vers la mi-janvier après les abus alimentaires des Fêtes, au début du printemps alors que la résistance de l'organisme est souvent diminuée, à l'approche de l'automne afin d'être plus résistant aux grippes et aux rhumes.

Les réactions de désintoxication

Il arrive très souvent aux gens qui réforment leur alimentation d'éprouver certaines réactions de désintoxication, lesquelles se manifestent sous forme de petits malaises: nausées, maux de tête, difficultés digestives, éruptions cutanées, etc.

Ces petits malaises peuvent survenir lorsqu'on adopte une alimentation plus naturelle, ou encore lorsqu'on prend des suppléments alimentaires dans le but d'accélérer le processus de désintoxication. Ce sont des malaises normaux qui témoignent des efforts de l'organisme pour s'adapter à cette nouvelle situation. Ils signifient parfois aussi que l'organisme élimine plus de déchets, et par conséquent qu'une sorte de nettoyage tissulaire est en train de s'opérer.

On ne doit donc pas s'inquiéter d'une telle situation. Au contraire, il convient plutôt de s'en réjouir puisque la désintoxication est un phénomène très souhaitable.

En effet, plusieurs maladies sont le résultat d'une intoxication de l'organisme. Se désintoxiquer est donc synonyme de prévention de maladie.

Est-ce dire qu'on doive ignorer totalement ces petits malaises reliés au phénomène de la désintoxication? Évidemment pas... Il faut les atténuer de façon à ce qu'ils ne rendent pas la vie trop désagréable. On y parvient en réduisant tout simplement la consommation de ses aliments ou de ses suppléments. Pour ces derniers par exemple, il faut généralement couper la consommation de moitié. Dans certains cas où les malaises sont particulièrement marqués, on pourra même réduire la dose de deux tiers.

Un exemple concret fera mieux comprendre la situation. La personne qui prend un supplément de boldo, d'artichaut et de pissenlit dans le but de régulariser le fonctionnement de sa vésicule biliaire (ces plantes ont effectivement une action bénéfique sur le foie et la vésicule biliaire), peut dans certains cas faire des diarrhées. Il faudra donc réduire la consommation de ces plantes. Dans notre exemple, ces plantes se prennent sous forme de gouttes, généralement une quarantaine par jour. On se limitera donc à 20 gouttes quotidiennement. Si la diarrhée est violente, on pourra même réduire à une douzaine de gouttes par jour. Ainsi, la diarrhée disparaîtra et on pourra continuer de jouir des bienfaits de ces plantes.

Progressivement, au bout d'une semaine ou deux par exemple, on devra augmenter la quantité pour éventuellement atteindre la dose normale suggérée. C'est la façon idéale de tirer pleinement profit des suppléments alimentaires et des plantes. Il faut toujours se rappeler que ceux-ci renferment des éléments vivants qui forcent l'organisme à réagir. C'est cette réaction qu'il faut contrôler afin d'en récolter les bénéfices.

LE CONDITIONNEMENT PHYSIQUE

L'exercice physique

La vie est mouvement. L'individu inactif viole l'une des lois fondamentales de la vie. Pour vivre en bonne santé, il faut donc faire de l'exercice physique régulièrement.

L'exercice peut être plus ou moins intensif selon les besoins de chacun. Pour certains qui jouissent d'une bonne santé, l'effort pourra être considérable. Pour d'autres, en moins bonne condition, l'exercice pourra se limiter à quelques minutes de marche chaque jour.

Le principe à respecter est de faire suffisamment d'exercice pour se sentir bien. L'exercice ne doit jamais épuiser l'individu. Au contraire, il faut qu'il provoque une sensation de bien-être.

L'intensité de l'exercice doit être continuellement révisée en fonction de l'amélioration ressentie. Dès qu'un effort donné devient trop facile, il convient de l'intensifier. De cette façon, l'amélioration est constante.

Tous les genres d'exercices peuvent être utiles. Néanmoins, la forme d'exercice la plus salutaire est celle qui provoque un certain degré d'essoufflement. On parle alors d'exercices qui développent l'endurance et le système de transport de l'oxygène. La marche active, le jogging, la course à pied, le ski de fond, etc. sont autant d'exercices qui aident à développer ce système.

Ces exercices doivent se pratiquer dans des endroits où l'air est le plus pur possible. Les parcs où l'on trouve de la verdure conviennent bien à cet effet.

Quant à la marche, qui constitue sans doute l'exercice le plus susceptible d'être choisi par les lecteurs de cet ouvrage, elle doit être pratiquée sur une base régulière. Au début, on pourra se contenter d'une marche d'une dizaine de minutes. Par la suite, il faudra allonger cette durée pour éventuellement atteindre 45 minutes.

En même temps qu'on s'oriente vers cette durée de 45 minutes, il faudra intensifier le rythme de la marche. En d'autres mots: marcher de plus en plus rapidement. Pratiquée dans ces conditions, la marche devient un excellent exercice pour se tenir en forme.

Chez les personnes âgées, la marche constitue sans aucun doute l'exercice idéal. Là encore, elle doit être pratiquée tous les jours, en dérogeant le moins possible, beau temps, mauvais temps. Il suffit de bien se vêtir selon les circonstances. Même durant la saison froide, il est important de prendre sa marche tous les jours.

Pour les gens qui préfèrent s'adonner à des exercices d'intérieur, les deux formes d'exercices les plus recommandables sont le saut à la corde et la bicyclette stationnaire. On peut en tirer d'excellents résultats pourvu qu'on les pratique avec assiduité et de façon bien dosée.

Les exercices d'étirement

C'est un fait indéniable qu'on devient plus petit au fur et à mesure qu'on prend de l'âge. Ainsi, on est moins grand à cinquante ans qu'à vingt ans, et moins encore à quatre-vingts qu'à cinquante ans. Que se passe-t-il donc? Il se produit deux phénomènes particuliers qu'on peut pourtant éviter dans une large mesure.

En premier lieu, on assiste à une sorte de tassement vertébral. Les disques intervertébraux situés entre chacune de nos vertèbres se compriment et s'aplatissent. L'individu rapetisse donc nécessairement. En second lieu, en plus de se tasser, la colonne vertébrale se courbe exagérément, ce qui réduit encore davantage la taille de l'individu.

Ces deux phénomènes qui font partie des signes du vieillissement ne sont pourtant pas inévitables. Il est possible d'y échapper grâce à certains exercices particuliers, soit ceux qui impliquent l'élongation de la colonne vertébrale. Pratiquement parlant, ce sont les exercices d'étirement.

Ainsi, il suffit de se suspendre par les mains à une barre et de conserver cette position le plus longtemps possible pour détasser les disques intervertébraux et redonner à la colonne vertébrale sa forme normale. Au début, cet exercice n'est pas tellement facile. Il faut en effet acquérir une certaine force et une certaine endurance au niveau des mains et des avant-bras. Mais celles-ci s'obtiennent en répétant l'exercice et en tentant chaque fois de tenir le plus longtemps possible.

Initialement, on trouvera l'exercice particulièrement difficile pour les mains. Porter des gants pourra aider d'une certaine façon. On peut aussi se servir de lanières de cuir afin de faire porter le poids du corps au niveau de l'articulation du poignet.

Pour tirer pleinement profit des exercices d'étirement à partir de la suspension par les mains, il faut de préférence faire plusieurs séances par jour. De cette façon, le détassement vertébral est plus complet puisque le temps d'étirement est nécessairement plus long.

Certains préconisent la suspension par les pieds. Cette méthode est plus difficile puisqu'elle exige certaines qualités acrobatiques. De plus, le fait d'avoir la tête en bas durant plusieurs minutes convient mal à certaines personnes. La suspension par les mains semble donc convenir davantage à la majorité des gens.

Dans le domaine des exercices d'étirement comme dans tout autre domaine, c'est la régularité qui donne encore les meilleurs résultats. Il faut trouver le moyen de se suspendre par les mains au moins trois fois par jour. Un tel exercice demande, en fait, peu de temps. Mais ses bienfaits pour l'organisme sont remarquables et peuvent faire la différence entre vieillir prématurément ou conserver une apparence jeune même à un âge avancé.

Outre l'étirement vertébral, d'autres types d'étirements peuvent être salutaires à l'ensemble du corps. Il existe une méthode simple et très efficace pour relâcher les tensions et le stress tout en améliorant la souplesse et le tonus général. Et comme les principes de base de cette méthode sont de ne jamais forcer ni dépasser ses limites, c'est une approche à la fois invitante et accessible à la grande majorité des gens.

Pour connaître cette méthode, procurez-vous le best-seller de la forme intitulé *Stretching*[1]. Vous y trouverez des routines d'étirements appropriées à tous les âges, y compris les 50 ans et plus, de même que des routines en vue de favoriser diverses activités ou soulager certains problèmes dont la tension du dos.

(1) **Stretching**
Bob Anderson
Éditions Québécor, 3e réédition 1995; 190 pages.

La tonification des muscles

Il faut le dire clairement: la santé radieuse n'est pas possible sans une bonne musculature. Nos muscles sont non seulement des organes de locomotion, mais également des organes de soutien pour nos viscères. Une bonne musculature abdominale permet en effet de bien tenir en place d'importants organes. C'est ainsi que l'intestin peut être maintenu au bon endroit et la constipation évitée.

Les gens qui ne sollicitent pas régulièrement leur système musculaire ne peuvent jouir d'une santé parfaite. Il faut nécessairement faire de l'exercice physique pour éviter la maladie et la dégénérescence prématurée. Ce principe est généralement accepté, mais on ignore encore trop souvent quel type d'exercices il faut surtout pratiquer.

Dans les pages qui suivent, il sera question de certaines méthodes d'exercices simples pouvant grandement contribuer à améliorer la santé. La première de ces méthodes porte sur la tonification des muscles abdominaux. Voici une série d'exercices qui, pratiqués chaque jour, donnent un ventre plat et bien musclé.

Exercice 1

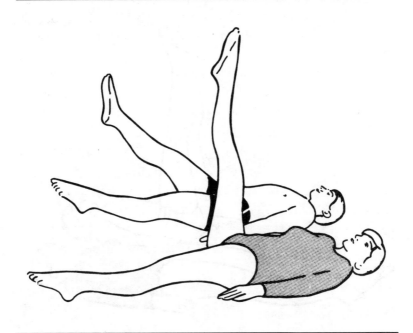

Couché au sol, levez alternativement les jambes tendues jusqu'à la verticale. Si cet exercice provoque des tensions au bas du dos, relevez la tête et fléchissez légèrement les genoux au cours de l'exécution.

Exercice 2

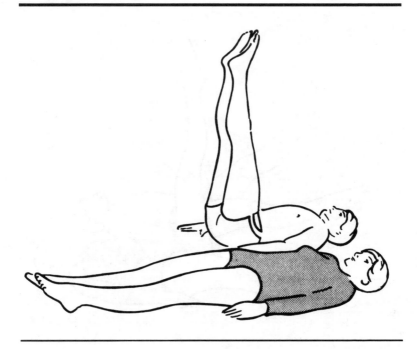

Couché sur le sol, levez simultanément les deux jambes jusqu'à la verticale. Si l'exercice engendre des tensions au bas du dos, appliquez la recommandation de l'exercice 1. Pour augmenter la difficulté de cet exercice, évitez de déposer les talons au sol en descendant.

Exercice 3

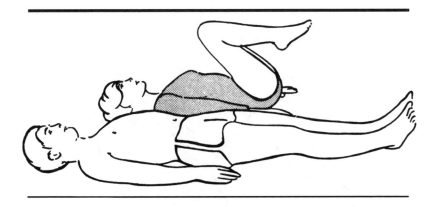

Couché sur le sol, fléchissez simultanément les deux jambes en ramenant les genoux sur la poitrine. Appliquez la recommandation donnée à l'exercice 1 s'il y a tension musculaire au bas du dos. On peut augmenter la difficulté de l'exercice en ne déposant pas les talons au sol lorsqu'on étend les jambes.

Exercice 4

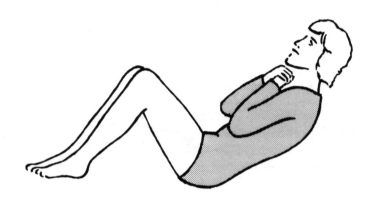

Couché sur le sol, jambes pliées, bras repliés sur la poitrine, redressez le haut du corps pour former un angle de 30° avec le sol, tout en évitant d'arrondir le dos.

Exercice 5

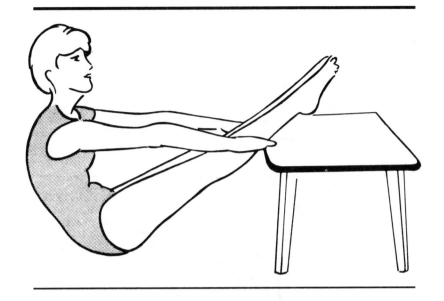

Dans la position indiquée sur l'illustration, relevez le tronc comme pour vous asseoir. Appliquez la même recommandation qu'à l'exercice 1 s'il y a tension au bas du dos. Cet exercice est une variante du précédent, mais présente une difficulté plus grande.

Exercice 6

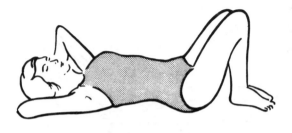

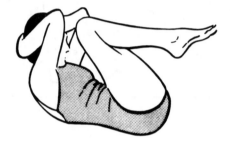

Couché sur le dos, mains jointes derrière la nuque,
jambes fléchies et pieds à plat au sol, levez simultanément les épaules et le bassin en rapprochant les genoux
de la tête. Revenez à la position de départ. Lorsque cet
exercice est bien fait, le corps repose sur le milieu du dos,
comme dans la position du berceau.

Ces six premiers exercices doivent se pratiquer en séries.
On peut commencer par une quinzaine de répétitions.
Au fur et à mesure que l'exercice devient plus facile à
exécuter, augmentez progressivement le nombre dans le
but d'atteindre éventuellement 50 répétitions.

Exercices de musculation

Si la tonification des muscles du ventre est importante, celle des autres muscles squelettiques l'est autant. Les muscles sont en effet d'importants réservoirs d'oxygène et d'éléments énergétiques. Ils permettent d'acquérir le sens musculaire, c'est-à-dire une sensation tout à fait spéciale réservée aux personnes musclées. La beauté grecque devrait représenter l'idéal de chacun. Il y a plus de 2000 ans, on savait qu'une âme saine nécessitait un corps sain et vigoureux.

Voici donc quelques exercices destinés à faire travailler les principales masses musculaires du corps. Tous se pratiquent avec des charges suffisamment lourdes pour ne pas permettre plus d'une quinzaine de mouvements. On peut toutefois répéter le même exercice deux ou trois fois de suite, en prenant une minute de repos entre chaque série.

Exercice 7

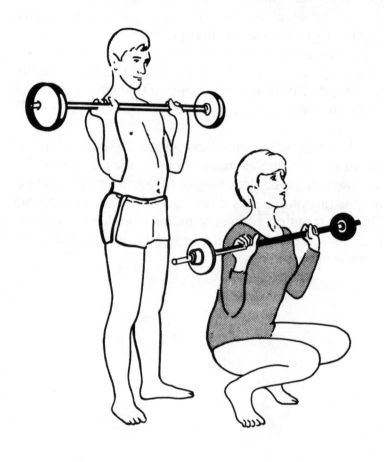

Debout, la barre tenue devant soi à la hauteur des épaules, fléchissez les genoux et accroupissez-vous sur les talons. La barre peut également être placée sur le trapèze, derrière la tête.

Exercice 8

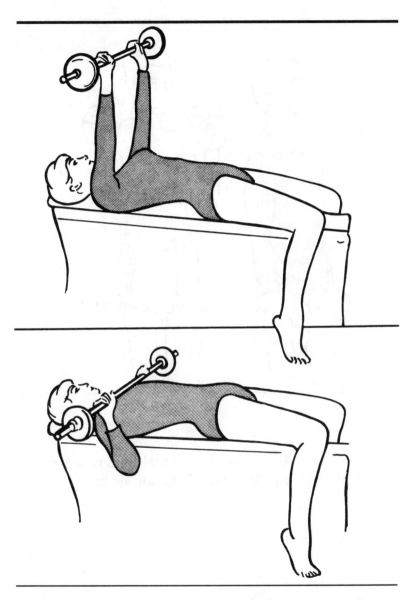

Couché sur un banc assez étroit, la barre tenue devant
la poitrine, levez celle-ci verticalement au bout des bras,
puis laissez-la descendre lentement sur la poitrine.

Exercice 9

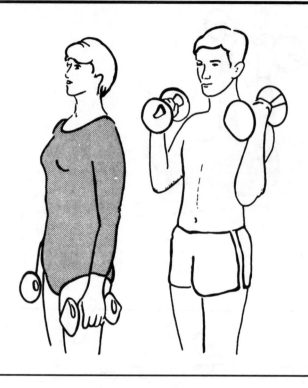

Saisissez une charge dans chaque main, les paumes face à face, et fléchissez les avant-bras sur les bras.

Exercice 10

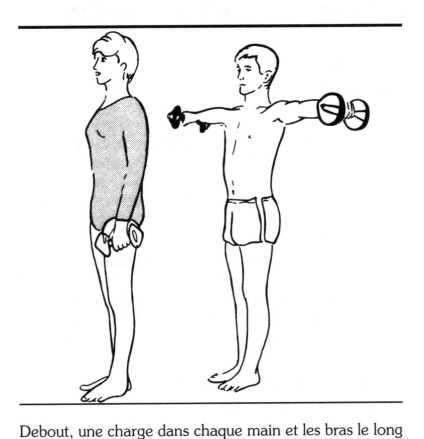

Debout, une charge dans chaque main et les bras le long du corps, élevez latéralement les bras tendus jusqu'à la hauteur des épaules, puis revenez à la position de départ.

Il existe évidemment d'autres formes d'exercices qui sollicitent le système musculaire. On peut fréquenter les studios de culture physique et utiliser les nombreux appareils qui s'y trouvent. On peut également se servir de divers appareils domestiques munis de ressorts ou autres engins, grâce auxquels on peut forcer considérablement. En fait, toute forme d'exercice qui fait travailler la musculature à fond est utile pour tonifier le système musculaire.

LA CURE D'AMAIGRISSEMENT

Pourquoi maigrir

On peut dire sans crainte d'erreur que la majorité des personnes qui veulent maigrir le font pour raison esthétique, surtout les femmes. Mais il y a plus que l'apparence à considérer en matière d'embonpoint. La santé est en cause. Le surplus de poids impose un surcroît de travail au coeur, tend à encrasser les vaisseaux sanguins, à ralentir la circulation du sang, à entraver la mécanique des muscles, etc. Sans compter qu'à son poids normal, on se sent tellement mieux dans sa peau.

Quelle que soit la raison pour laquelle on veut perdre du poids, il est impérieux de le faire selon les règles de la bonne santé. Maigrir ne doit pas hypothéquer la santé de celui ou celle qui se soumet à un régime. Au contraire, on doit maigrir pour améliorer sa santé. C'est donc dire qu'il y a une bonne et une mauvaise façon de maigrir.

Comment ne pas maigrir

Dans la majorité des cas, le candidat à l'amaigrissement veut maigrir trop vite. Sa décision prise, il s'impose une diète sévère, encouragé par une perte de poids marquée dès les premiers jours. Malheureusement, la plupart du temps, un régime draconien entraîne des carences alimentaires. Car il ne faut pas oublier: la santé ne peut résulter que d'une alimentation équilibrée. Vouloir maigrir n'autorise personne à mal manger, même si cela produit parfois des effets amaigrissants.

Certaines personnes, ordinairement sédentaires, croient pouvoir maigrir sensiblement en faisant plus d'exercice physique sans réduire leur apport alimentaire.

L'exercice physique est absolument nécessaire à la bonne santé de tout le monde, mais il est fort douteux qu'un obèse puisse atteindre son poids idéal uniquement par l'exercice, si violent soit-il. Comme l'exercice physique permet de raffermir les muscles et, par la sudation, favorise l'élimination des déchets, l'exercice constitue un complément essentiel au régime alimentaire amaigrissant. Mais ce sera toujours à la diète qu'il faudra demander la perte de poids.

Comment maigrir intelligemment

La meilleure diète amaigrissante est basée sur l'alimentation idéale. Ainsi, on maigrit lentement et sans réengraisser par la suite. Facteur de première importance, toute personne le moindrement grassouillette sait d'expérience que maigrir est relativement facile... Ce qui l'est moins, c'est de ne pas reprendre rapidement les livres perdues.

Dans les meilleurs conditions, le patient en diète ne doit perdre que deux livres par semaine. Les grands obèses peuvent se permettre trois livres aux sept jours, mais pas davantage. Si certains trouvent le résultat trop lent à se manifester, qu'à cela ne tienne... ils seront récompensés de leur patience puisque, répétons-le: plus on maigrit lentement, plus il est facile de rester mince.

Maigrir n'exige donc pas seulement de manger moins; maigrir oblige à manger mieux. Et manger mieux pour un obèse, c'est corriger ses habitudes alimentaires. Car il n'y a pas de différence notable entre le régime alimentaire habituel d'un naturiste en pleine forme et le régime alimentaire de celui ou celle qui veut perdre ses coussins de graisse.

Que veut dire «corriger ses habitudes alimentaires»...

C'est le fondement même du naturisme de reconnaître que la santé — et la bonne forme physique qui s'ensuit — commence dans l'assiette. En d'autre mots, cela signifie que bien manger, pour qui veut maigrir, ne consiste pas seulement à manger moins, mais aussi à satisfaire aux exigences de la nature. Ces exigences ne portent pas uniquement sur le nombre de calories à prendre, mais également et peut-être davantage sur les ingrédients qui composent tout repas. C'est-à-dire que les repas de chaque jour doivent comporter toutes les vitamines, les minéraux et les acides aminés tirés des protéines, de même que tous les hydrates de carbone, les gras et les calories essentielles au bon fonctionnement de l'organisme. Et répétons-le, ces exigences valent tout autant pour les obèses en quête de sveltesse que pour monsieur et madame Tout-le-Monde qui se soucient de leur santé.

De plus, manger pour maigrir ou simplement pour bien se porter veut dire éliminer les prétendues «nourritures» comme les bonbons, tablettes de chocolat et boissons gazeuses, le sucre blanc ou autre, les aliments chimifiés, raffinés, enrichis, etc.

Corriger ses habitudes alimentaires, c'est aussi dire adieu aux grandes bouffes, aux festins trop souvent répétés et aux collations de tous les jours. C'est bannir les fritures et respecter les bonnes combinaisons alimentaires.

Certes, il faut s'attendre à un minimum d'efforts pour réaliser ses objectifs d'amaigrissement et de bonne santé, mais ainsi va la vie... Le contrôle de l'appétit s'exerce d'abord par la volonté.

Bilan énergétique

Atteindre son poids idéal et le garder exige l'équilibre des calories. Maigrir, c'est prendre moins de calories qu'on en brûle. Rester mince, c'est maintenir le juste milieu entre les calories qu'on mange et celles qu'on dépense.

Comme une tablette de chocolat équivaut à 300 calories, il faudrait frotter un plancher pendant une heure pour les perdre... N'est-il pas préférable de se passer de chocolat?

Quelques conseils pratiques

Ne cherchez pas à perdre du poids à un endroit précis du corps en mangeant moins. Ce n'est pas là une question de diète mais plutôt d'exercice physique.

- Comblez vos carences vitaminiques en prenant des suppléments alimentaires naturels. Ne craignez pas que les vitamines vous fassent engraisser. Au contraire, elles activent le métabolisme et contribuent à la bonne forme physique de la personne qui suit une diète d'amaigrissement.

- Évitez de manger plus de sel que nécessaire, car il contribue à retenir l'eau dans les tissus.

- Mastiquez lentement en broyant les aliments de 20 à 30 fois par bouchée. Votre nourriture étant plus profitable, vous aurez tendance à manger moins.

- Pour soulager l'envie de grignoter, mâchez du céleri, des carottes ou des radis.

- De temps à autre, remplacez vos repas réguliers par un substitut. Il s'agit d'une poudre de protéines végétales que l'on mélange dans un grand verre de lait et que l'on boit lentement, à la place d'un repas. Le substitut a l'avantage de contenir peu de calories tout en apportant à l'organisme les substances nutritives nécessaires à l'organisme soumis à une diète amaigrissante. Les meilleurs substituts se retrouvent dans les magasins d'aliments naturels car aucun produit chimique ou colorant artificiel n'y est ajouté.

- Utilisez des suppléments alimentaires naturels comme la spiruline. Leur action permet de tromper la faim.

LA CHALEUR

La chaleur est une autre condition essentielle à la vie. Notre organisme ne peut fonctionner correctement qu'à l'intérieur d'une marge étroite de chaleur. De plus, toujours grâce à la chaleur, l'élimination des déchets de l'organisme peut être grandement accentuée.

On sait en effet que l'élévation de la température du corps qui résulte de l'exercice physique entraîne une forte élimination des déchets de l'organisme. En élevant artificiellement la température du corps, on peut aussi favoriser l'élimination, mais les résultats sont moins appréciables qu'avec l'exercice physique. On y parvient surtout de deux façons, par le sauna et le bain chaud.

Le sauna

Le sauna, chacun le sait, provoque une forte sudation. Dans la sueur qui se dégage ainsi du corps, on trouve une bonne quantité de déchets. Pratiqué sur une base régulière, à raison de deux séances hebdomadaires par exemple, le sauna apporte une importante désintoxication de tout l'organisme.

La séance de sauna se pratique comme suit: de préférence nu pour favoriser une sudation plus complète, il faut passer sous la douche chaude et se savonner à fond afin de déloger les impuretés des pores de la peau. L'eau chaude sert également à relâcher les muscles de la peau. Après la douche, on entre immédiatement dans le sauna, en prenant soin préalablement de le chauffer. La température idéale se situe autour de 82,2° C (180° F). Les gens qui ne sont pas habitués pourront régler la température à 65,5° C (150° F).

En entrant dans la sauna, il est un peu normal d'être saisi par la chaleur ambiante. On pourra même ressentir certaines difficultés respiratoires, accompagnées d'un sentiment d'oppression. Ces petits malaises passent rapidement.

En peu de temps, la transpiration se manifeste, peu importante au début, abondante par la suite. Normalement, la première séance durera une dizaine de (10) minutes.

Vient ensuite la douche froide ou tiède. De courte durée, elle a pour but de rafraîchir la peau. On peut alors se reposer quelques instants, puis procéder à une deuxième séance qui aura sensiblement la même durée que la précédente. Cependant, on constatera que la sudation est plus rapide. Pour l'accentuer, on versera un peu d'eau sur les pierres du poêle.

On reprend ensuite une autre douche fraîche, puis on passe à la période de relaxation. Indispensable, elle permet à l'organisme de récupérer. On s'enveloppe alors dans un bon peignoir ou une grande serviette, puis l'on s'étend durant une vingtaine (20) de minutes. Dans bien des cas, le sujet peut s'endormir, ce qui est normal.

Après ou durant cette séance, on boira lentement un bon jus de fruit pour réhydrater l'organisme et du même coup remplacer les minéraux perdus au cours de la sudation.

Le bain chaud

Le bain chaud vise sensiblement les mêmes buts que le sauna. Cependant, son action est moins marquée. C'est pour cette raison qu'on peut s'y adonner plus souvent. En fait, on peut prendre un bon bain chaud tous les soirs.

On entrera dans l'eau du bain à une température de 35,5° à 36,6°C (96° à 98° F) . Lentement, on élèvera celle-ci à 37,7°, 38,8°C (100°, 102°F) ou plus. L'eau doit cependant demeurer confortable, quoique chaude. Chacun doit trouver la température qui lui convient.

On restera de dix (10) à quinze (15) minutes dans cette eau. On s'enveloppera ensuite dans un peignoir ou une grande serviette de façon à favoriser une bonne respiration. Comme pour le sauna, il est préférable de se coucher durant la relaxation. La période de repos terminée, on prendra une douche tiède.

Le bain chaud active les glandes sudoripares et les glandes sébacées de la peau, de même que la circulation au niveau des capillaires. On obtient ainsi une désintoxication en profondeur. De plus, le bain chaud constitue une excellente forme de relaxation qui contribue grandement à favoriser un sommeil plus complet et plus réparateur. On conseille aussi le bain chaud aux personnes qui dorment mal ou souffrent d'insomnie.

L'ensoleillement

Notre peau a besoin de lumière, et plus particulièrement des rayons ultraviolets du soleil. Grâce à ces rayons, elle peut produire une substance très importante pour la santé, la vitamine D.

Cette vitamine exerce de nombreuses fonctions dans l'organisme. Elle permet notamment de fixer le précieux calcium dans nos tissus. Pour tous les troubles reliés à la décalcification, un apport plus grand de vitamine D s'avère fort utile.

Durant la belle saison, il est relativement facile de jouir des bienfaits du soleil. Il s'agit de s'y exposer chaque fois que l'occasion se présente. Point n'est besoin de s'adonner à de longues séances d'exposition. Une demi-heure par jour suffit en autant que ces séances soient régulières.

Malheureusement, notre climat ne permet pas une telle régularité tout au long de l'année. C'est là qu'il devient important de recourir aux lampes solaires, soit plus particulièrement aux lampes à rayons UVA. Dans un ouvrage intitulé **Les rayons ultraviolets et votre santé**, j'ai exposé les mérites des lampes solaires, surtout celles qu'on trouve dans les studios de bronzage. Les lecteurs qui veulent en savoir plus à ce sujet sont donc priés de se référer à cet ouvrage. Entre-temps, il est important de savoir que le soleil ou la lumière ultraviolette sont essentiels à la santé. Michelet, il y a de cela bien des années, disait que «de toutes les fleurs de la création, la fleur humaine est celle qui a le plus besoin de soleil.» Jamais citation n'a été si vraie, aussi bien poétiquement que physiologiquement.

VOTRE POIDS SANTÉ

Du point de vue naturiste, le poids idéal d'une personne doit être celui qui lui permet de jouir d'une bonne santé et d'un rendement physique optimal. Le poids ne doit pas être dicté par la mode ou par des standards rigides qui ne tiennent compte ni des caractéristiques individuelles, ni du métabolisme. Il est donc difficile d'établir des tables de poids valables pour tout le monde.

Cependant, on peut se permettre d'établir quelques points de repère en faisant preuve d'une grande flexibilité et en tenant compte le plus possible de la réalité.

Le tableau qui suit se réfère à la notion de poids-santé. Il s'agit d'une table de poids idéal dont la mesure varie en fonction de l'âge et de l'indice de masse corporelle propres à chaque individu. Par exemple, un poids plus élevé est acceptable pour les personnes de 35 ans et plus présentant un développement osseux et musculaire important.

Encore une fois, le poids idéal doit être celui qui nous permet de jouir du meilleur état de santé possible et du meilleur rendement sur le plan physique.

GUIDE DE POIDS EN KILOS ET EN LIVRES SELON LA TAILLE ET L'ÂGE

TAILLE	18 À 34 ANS		35 ANS ET PLUS	
	kg	**lb**	**kg**	**lb**
1m52 (5'0")	44,0-58,0	(97-128)	49,0-62,0	(108-138)
1m54 (5'1")	46,0-60,0	(101-132)	50,3-65,0	(111-143)
1m57 (5'2")	47,0-62,0	(104-137)	52,0-67,0	(115-148)
1m60 (5'3")	48,5-64,0	(107-141)	54,0-69,0	(119-152)
1m62 (5'4")	50,3-66,0	(111-146)	57,0-71,0	(122-157)
1m65 (5'5")	51,7-68,0	(114-150)	57,0-73,5	(126-162)
1m67 (5'6")	53,5-70,0	(118-155)	59,0-75,7	(130-167)
1m70 (5'7")	55,0-72,5	(121-160)	61,0-78,0	(134-172)
1m72 (5'8")	56,7-74,4	(125-164)	62,5-81,0	(138-178)
1m75 (5'9")	58,5-76,6	(129-169)	64,4-83,0	(142-183)
1m77 (5'10")	60,0-79,0	(132-174)	66,0-85,0	(146-188)
1m80 (5'11")	61,6-81,0	(136-179)	68,5-88,0	(151-194)
1m82 (6'0")	63,5-83,5	(140-184)	70,3-90,0	(155-199)
1m85 (6'1")	65,3-85,7	(144-189)	72,0-93,0	(159-205)
1m83 (6'2")	67,0-88,4	(148-195)	74,4-95,0	(164-210)
1m90 (6'3")	69,0-90,7	(152-200)	76,0-98,0	(168-216)

- La taille se mesure sans souliers.
- Le poids est donné sans vêtement.
- Un tour de poignet de 12,7 cm (5 po) pour la femme et de 15,2 cm (6 po) pour l'homme indique une ossature moyenne.

NOTES ADDITIONNELLES

Cette nouvelle table de poids ne doit pas être uti-lisée pour justifier l'embonpoint. Un homme qui par exemple mesure 1m72 (5 pi 8 po) peut peser jusqu'à 81 kg (178 lb) s'il a plus de 35 ans. Mais pour justifier un tel poids, il doit évidemment avoir de gros os et un bon développement musculaire. Si cet homme a de petits os et peu de masse musculaire, il est évident que 81 kg (178 lb) représente un net embonpoint.

Un bon truc permet de voir rapidement si une per-sonne présente un problème d'embonpoint. Il suffit d'établir le rapport entre son tour de taille et son tour de hanches.

- On mesure le tour de taille en faisant passer le ruban à mesurer au niveau du nombril.

- On mesure ensuite le tour de hanches à l'endroit le plus volumineux.

- On divise alors le chiffre de tour de taille par celui du tour de hanches.

- Pour un homme, le rapport ainsi obtenu ne doit pas atteindre ni dépasser 0,95.

- Pour une femme, le rapport doit être inférieur à 0,80.

- Si ce rapport est supérieur au chiffre donné, la per-sonne est trop grasse et le risque de troubles car-diaques, de diabète et même de cancer est plus grand.

VOTRE TAUX DE CHOLESTÉROL

- Idéalement, le taux de cholestérol devrait se situer à environ 150 mg/dl, sans dépasser 180 mg/dl.

- Pour être plus complète, la mesure du taux de cholestérol total doit tenir compte de son rapport avec les HDL (bon cholestérol).

- Idéalement, le rapport entre le cholestérol total et le cholestérol HDL ne doit pas dépasser 3,5.

- Ainsi, par exemple, un taux de cholestérol de 180 et un taux de HDL de 55 donneront un rapport de 3,3 (ce qui est normal).

L'ÉQUILIBRE ÉMOTIONNEL

La qualité de nos pensées et de nos émotions exerce une influence déterminante sur notre santé. Bien des gens ignorent cette réalité et connaissent par conséquent de nombreux déboires dans leur vie. D'autre part, ceux qui en sont conscients font tous les efforts nécessaires pour n'entretenir que des pensées et des attitudes d'esprit positives. Ils s'efforcent continuellement d'améliorer leur caractère.

Sous l'influence d'émotions négatives, toute une série de perturbations s'opèrent dans l'organisme. On assiste à une profonde modification de l'activité hormonale. Certaines hormones sont produites en plus grande quantité, engendrant alors des réactions plus ou moins souhaitables dans l'organisme. C'est le cas notamment d'une augmentation de la pression artérielle, ou encore d'une réduction de l'activité émonctorielle. Il s'ensuit une perte inutile d'énergie, un effort superflu imposé au système cardio-vasculaire et une accumulation de déchets dans l'organisme. La maladie peut facilement en résulter.

Il est donc très important de cultiver l'optimisme, la confiance, la joie et la pensée positive. Chaque sentiment, chaque impression et chaque émotion qui nous envahit doit provoquer en nous une attitude de sérénité. Toutes nos pensées devraient contribuer à harmoniser notre être et à nous procurer plus de bonheur. En recherchant continuellement l'harmonie, nous pouvons parvenir à une meilleure santé. Tous les facteurs naturels de santé sont importants et aucun ne peut être négligé... surtout pas le facteur émotionnel.

N'oublions pas non plus la dimension de la spiritualité. La croyance en un Être Suprême facilite une attitude mentale positive. Dieu, tel que chacun le conçoit, est une force capitale pour l'obtention et le maintien d'une santé totale!

DEUXIÈME
CHAPITRE

LES
ANTIOXYDANTS

Depuis quelques années, les radicaux libres et les antioxydants font l'objet de recherches scientifiques poussées. Ainsi a-t-on pu mettre en évidence l'effet destructeur des premiers et l'effet réparateur des seconds. Les résultats de ces recherches viennent confirmer les bienfaits des vitamines et nutriments antioxydants déjà largement utilisés par les adeptes de la naturopathie. Dans ce domaine, on dénonce depuis nombre d'années les méfaits dans l'organisme d'aliments dénaturés provenant d'une agriculture appauvrie par des traitements chimiques: pesticides, fongicides, herbicides, insecticides. La présence de ces substances dans le corps humain s'avère très toxique puisqu'elles s'infiltrent jusqu'au coeur des cellules, réduisant considérablement leurs mécanismes de défense. À ces intrusions néfastes s'ajoute l'action d'agents externes qui proviennent de multiples sources et sont caractéristiques de cette fin de siècle: stress émotionnel, produits chimiques de synthèse, radiations, rayons ultraviolets, fumée de cigarette, café, thé, alcool, air et eau pollués, etc. Les effets cumulatifs de leur présence dans notre corps peuvent entraîner de sérieux problèmes, dont entre autres une surproduction de radicaux libres difficiles à éliminer.

Même si notre organisme dispose naturellement d'une certaine quantité d'antioxydants capables de neutraliser une bonne partie des radicaux libres, il faut être conscient que ses réserves ne sont pas illimitées.

Une réaction en chaîne

Il existe plusieurs types de radicaux libres. Les plus communs mettent en jeu l'oxygène. Voici de façon simplifiée ce qui se passe:

1. À cause de certains polluants que l'on trouve dans l'environnement, de substances toxiques que nous absorbons ou tout simplement de l'utilisation que

notre organisme fait de l'oxygène, un atome de cet élément peut perdre un électron.

2. Normalement, un atome d'oxygène possède huit électrons qui gravitent autour d'un noyau central. Lorsqu'il en perd un, il lui en reste un nombre impair, ce qui le rend instable.

3. Il acquiert alors le statut de radical libre.

4. Pour corriger son instabilité, le radical libre cherche à s'approprier l'électron qui lui manque.

5. S'il rencontre sur son chemin un antioxydant, ce dernier lui cède un de ses électrons. Ainsi complété, le radical libre ne crée plus de problème.

6. L'antioxydant est donc une substance qui, dans ce cas, peut fournir un électron et neutraliser un radical libre.

7. Si le radical libre ne rencontre pas d'antioxydant sur son passage, il cherche alors à soutirer à certains tissus du corps l'électron qui lui manque.

8. Ce sont surtout les membranes des cellules qui sont ainsi attaquées par les radicaux libres.

9. Il se produit alors une réaction en chaîne, car l'élément auquel le radical libre a arraché un électron devient à son tour un radical libre puisqu'il possède un nombre impair d'électrons. Par conséquent, il cherche lui aussi à se compléter et crée dans l'opération un nouveau radical libre. Cette réaction en chaîne se répète tant et aussi longtemps qu'un antioxydant ne sera pas sacrifié pour neutraliser le radical libre.

10. Cette agression qui s'effectue dans les tissus entraîne à plus ou moins long terme un vieillissement prématuré ainsi que de nombreux problèmes de santé: cataracte, artériosclérose, maladies cardio-vasculaires, cancer, etc.

Cette description du processus de formation des radicaux libres montre clairement la nécessité de fournir à l'organisme tous les antioxydants dont il peut avoir besoin. Les principaux sont la vitamine E, la vitamine C, la vitamine A (bêta-carotène) et le sélénium. Ils agissent en synergie. Ainsi, pour accomplir sa tâche, le sélénium a besoin de la présence de la vitamine E, laquelle protège l'action de la vitamine C qui, à son tour, protège celle de la vitamine A; cette dernière permet enfin de régénérer la vitamine E une fois qu'elle a été utilisée dans la lutte contre les radicaux libres. Ces substances devraient être prises sous forme de suppléments afin que l'organisme n'en manque jamais.

Le vieillissement prématuré

Dans un article paru dans la revue Science, le docteur Stadtman, du National Institute of Health des États-Unis, soutient que les radicaux libres jouent un rôle déterminant dans le vieillissement en favorisant l'oxydation des molécules de protéines. Selon ce chercheur, les radicaux libres seraient chaque jour responsables de 10 000 attaques sur chacune des cellules du corps humain! Tandis que la plupart des dommages causés sont réparés naturellement par l'organisme, d'autres qui résultent d'une oxydation des protéines ne le sont pas. La concentration de ces dommages augmente avec l'âge de façon exponentielle. Et d'après le docteur Stadtman, une personne de quatre-vingts ans présente deux fois plus de molécules de protéines oxydées qu'une personne de quarante ans. D'où l'hypothèse que le degré de vieillissement serait directement relié au nombre de molécules de protéines oxydées.

De plus, d'autres études scientifiques ont largement démontré le lien qui existe entre la présence de radicaux libres et le vieillissement spécifique de la peau. À l'évidence, lorsque celle-ci ride prématurément, qu'elle perd de son élasticité et qu'apparaissent des taches plus ou moins foncées ou diverses excroissances, cela indique qu'elle est ravagée par l'action nocive des radicaux libres. En effet, pour compenser leur manque d'électrons, ceux-ci attaquent les membranes des cellules, notamment le collagène et l'élastine. Il en résulte une destruction et un vieillissement des tissus. Lorsqu'ils attaquent massivement, le processus de vieillissement s'accélère. Ainsi en est-il de l'action des rayons ultraviolets émis par le soleil qui génèrent, si on en abuse, un surplus de radicaux libres.

Enfin, il a été démontré qu'il existe un lien entre la présence de radicaux libres et la formation de la cataracte, l'arthrite, l'artériosclérose (durcissement des artères). Il se pourrait même qu'ils soient à l'origine de certaines formes de cancer. Une mauvaise alimentation et plusieurs types de médicaments (notamment les antibiotiques) accentuent également la production de ces molécules indésirables et par conséquent le risque d'un vieillissement accéléré.

L'effort physique intense et ses résultats

Certains scientifiques pensent que les douleurs ou l'inflammation ressenties après un effort important ou particulièrement soutenu témoignent des dommages causés aux tissus par une présence accrue de radicaux libres. Des études démontrent en effet que les athlètes soumis à des exercices qui requièrent beaucoup d'endurance sont plus facilement sujets, après un tel effort, à des rhumes ou des grippes. Dans son plus récent ouvrage intitulé *Antioxydant Revolution,* le docteur Cooper, qui est aussi d'avis que les radicaux libres peuvent réduire considérablement l'efficacité du système immunitaire, recommande à tous ceux qui font plus de cinq heures d'entraînement par semaine de prendre de fortes doses d'antioxydants. De nombreuses études montrent en effet que l'activité physique intense augmente la production de radicaux libres pouvant endommager les cellules, du moins pendant une courte période après l'effort. Un tel phénomène est logique puisque les échanges respiratoires, et par conséquent la consommation d'oxygène, augmentent considérablement au cours d'un exercice physique rigoureux. La personne inhale davantage d'oxyde d'azote, d'ozone et d'autres polluants présents dans l'air. Rappelons ici que la respiration se déroule en trois phases:

1. La captation de l'oxygène par les poumons (l'oxygène passe dans le sang qui le transporte aux cellules qui l'absorbent).

2. Le dégagement d'énergie (l'oxygène et les sucres sont utilisés pour produire de l'énergie).

3. La production d'une certaine quantité de résidus (les radicaux libres en font partie).

Une découverte récente: l'oxydation du cholestérol

Le cholestérol est transporté dans le sang par des protéines spécialisées, les lipoprotéines. Certaines d'entre elles sont destinées à l'acheminer vers les organes et les tissus qui en réclament: ce sont les HDL (high density lipoproteins) qui représentent les bons transporteurs de cholestérol. D'autres lipoprotéines, les LDL (low density lipoproteins), qui circulent dans les vaisseaux sanguins, sont les mauvais transporteurs de cholestérol. À l'Université de Graz en Autriche, le docteur Esterbauer, professeur de biochimie, a conduit des recherches en laboratoire qui démontrent que le cholestérol de mauvaise qualité n'est dangereux pour les artères que s'il est oxydé. Or, lorsqu'elles circulent en trop grande quantité dans le sang, les LDL peuvent être attaquées par les radicaux libres qui les oxydent. Les globules blancs, dont la mission est de débarrasser l'organisme de substances étrangères, tentent de détruire ces LDL oxydées. Malheureusement, ils n'y parviennent pas à cause de leur forte teneur en matières grasses. Chargés de gras, ces mêmes globules blancs, lorsqu'ils meurent, se déposent dans les artères, provoquant ainsi leur encrassement. On conçoit donc d'une part l'importance de maintenir à un bas niveau le taux de LDL dans le sang, et d'autre part de disposer de suffisamment d'antioxydants pour éviter leur oxydation.

Ces antioxydants ne travaillent pas tous de la même manière, ni au même endroit. En ce qui concerne les LDL par exemple, c'est la vitamine E qui a l'action la plus bénéfique; vient ensuite le bêta-carotène. Les découvertes relatives aux LDL étant assez récentes, on vérifie actuellement l'efficacité d'autres antioxydants.

Une substance à surveiller: l'huile

Plus une huile est riche en gras polyinsaturés, plus elle risque de produire des radicaux libres dans l'organisme. On sait que les gras monoinsaturés ne possèdent qu'une double liaison sur leur chaîne moléculaire, tandis que les gras polyinsaturés en possèdent au moins deux. Plus les doubles liaisons sont nombreuses, plus les risques de rancissement sont grands. En soi, les huiles végétales ne sont pas des sources directes de radicaux libres. Cependant, certaines d'entre elles, riches en gras polyinsaturés, peuvent s'oxyder partiellement et générer des radicaux libres. Pour cette raison, la consommation des huiles de carthame, de tournesol ou de soya va de pair avec la prise de bonnes quantités d'antioxydants. Les huiles végétales riches en gras monoinsaturés (l'huile d'olive par exemple) risquent moins de produire des radicaux libres.

Un éventail de légumes, fruits, plantes et herbes de toutes sortes, riches en antioxydants

Aux grands maux les grands remèdes! On trouve des antioxydants, tout naturellement, dans bien des légumes et des fruits. Ainsi, la patate douce, la carotte, l'épinard, le cantaloup et le brocoli contiennent de la vitamine A. On trouve la vitamine C dans le jus d'orange, le jus de pamplemousse, le jus de citron, le piment vert, le brocoli, la papaye, l'orange, le cantaloup. Et la vitamine E dans la mélasse brute, le germe de blé, l'huile de germe de blé, les graines de tournesol, l'huile de tournesol, les amandes, les pacanes. Le sélénium, quant à lui, est un oligo-élément que l'on trouve dans la viande, les oeufs, le lait, les fruits de mer, les céréales complètes, l'ail, la levure de bière, le thon, l'oignon, le brocoli, le son et le germe de blé. Il permet entre autres de préserver l'élasticité des tissus. La vitamine B_{15} se trouve dans les graines, les amandes, la levure et le riz.

L'ail est un excellent antioxydant puisqu'il contient du sélénium, du germanium, du bêta-carotène, de la vitamine C, de la vitamine B_2, de la vitamine B_3 et plusieurs acides aminés.

Bien des plantes jouent également le rôle d'antioxydants, entre autres:

- Le chardon-Marie qui contient beaucoup de bioflavonoïdes dont certains sont dix fois plus puissants que la vitamine E.

- Le curcuma, riche en nutriments divers et plus particulièrement en hydrates de carbone, en vitamine C, en fer et en potassium. On le dit antispasmodique, digestif et diurétique.

- L'échinacée, qui peut stimuler le système immunitaire, la production de nouveaux tissus, les glandes surrénales. Elle possède même des propriétés antivirales et antibiotiques.

On ne peut parler d'antioxydants sans citer aussi le bleuet, le romarin, le thym, la marjolaine, l'origan, la menthe, le gingembre, la sauge et la luzerne. Cette dernière est remarquablement riche en minéraux: elle contient en quantité appréciable du fer, du chlore, du potassium, du phosphore, du sodium, du silicium et du magnésium, ainsi que de nombreux oligo-éléments. En outre, elle fournit des protéines complètes, plusieurs enzymes qui favorisent la digestion et presque toutes les vitamines A, B, C, D, E, K et U.

Il faut enfin noter l'intérêt exceptionnel de la propolis qui contient à elle seule du bêta-carotène, des vitamines B_1, B_2 et B_3, de la biotine, de la vitamine C, de la vitamine E, des bioflavonoïdes, du calcium, du cobalt, du cuivre, du fer, du manganèse, du silicium et du zinc.

Les bioflavonoïdes: un pouvoir antioxydant

On ne saurait trop souligner le pouvoir antioxydant des bioflavonoïdes. Même s'ils sont connus depuis fort longtemps, c'est en 1936 que le docteur Albert Szent Giorgi découvrit qu'ils possédaient des propriétés tonifiantes pour les capillaires puisqu'ils augmentent leur résistance et réduisent leur facteur de perméabilité. Pour cette raison, on leur donne parfois le qualificatif de vitamine P. Bien que dans les milieux scientifiques on leur reconnaisse bon nombre de qualités, on estime cependant qu'ils ne possèdent pas toutes les propriétés des vitamines. Pour les distinguer de ces dernières, on les appelle «bioflavonoïdes», c'est-à-dire flavonoïdes biologiquement actifs.

Qu'ils soient considérés ou non comme des vitamines, les bioflavonoïdes n'en sont pas moins importants pour l'organisme, en effet:
• Ils agissent comme activateurs dans les réactions biochimiques.

- Ils protègent l'action de la vitamine C et d'autres composés organiques.

Ce n'est pas sans raison que les bons suppléments de vitamine C renferment toujours des bioflavonoïdes. Leur présence permet effectivement à la vitamine C d'être assimilée et utilisée au besoin par l'organisme sur une longue période de temps.

Véritables réparateurs de nos tissus, les bioflavonoïdes semblent pouvoir contrer efficacement les méfaits des radicaux libres. On les trouve en quantité abondante dans le citron, l'orange, le pamplemousse, le raisin, la prune, l'abricot, etc. C'est la chair plutôt que le jus de ces fruits qui en contient.

Si certains d'entre eux augmentent le pouvoir d'absorption de la vitamine C, il en est d'autres qui favorisent la formation de collagène ou ont un pouvoir anti-infectieux.

Le pouvoir thérapeutique des antioxydants: un exemple probant

La preuve est maintenant faite que les antioxydants (notamment la vitamine E, le bêta-carotène, le sélénium) peuvent réduire le risque d'être atteint par plusieurs types de cancer. À ce sujet, une importante étude a été réalisée en Chine, sur une période de cinq ans, par des équipes de chercheurs américains et chinois.

Trente mille personnes âgées de 40 à 69 ans et habitant toutes la province de Linxian (centre nord de la Chine) furent sélectionnées. Au départ, les chercheurs avaient l'intention d'étudier une forme de cancer de l'estomac fréquente dans cette région où le taux de cancer de l'oesophage et de l'estomac est parmi les plus élevés au monde (100 fois plus qu'aux États-Unis).

Cette étude a permis de découvrir que pour les personnes à qui on donnait de la vitamine E, du sélénium et du bêta-carotène, le risque de mourir du cancer était 13% moins élevé que pour les personnes à qui l'on administrait un placebo. Dans le cas du cancer de l'estomac en particulier, le risque était 21% moins élevé.

Puisque ces trois suppléments ont en commun la propriété de neutraliser les radicaux libres, il est permis de penser que le cancer résulterait de l'action nocive de ces derniers.

Attention aux oxydants de synthèse!

Les antioxydants existent sous deux formes: certains sont de source naturelle et nous les avons nommés, d'autres sont des composés de synthèse dont le plus connu est le BHT (l'industrie alimentaire l'utilise largement comme agent de préservation des aliments). Le docteur Lesley Parker, du département de biologie cellulaire à Berkeley, confirme que le BHT est une substance toxique dangereuse pour l'organisme. On ne saurait trop s'en méfier car il est très difficilement biodégradable. Il peut rester dans le corps pendant des années avant que celui-ci ne l'élimine et, évidemment, à condition d'avoir cessé d'en consommer.

Les suppléments sont-ils indispensables pour se débarrasser des radicaux libres?

Compte tenu des agressions physiologiques et psychologiques multiples qu'impose le modernisme, la réponse est oui. Tel que nous l'avons mentionné au début de ce chapitre, les radicaux libres peuvent être le résultat de plusieurs formes de pollution, d'où la nécessité de prendre des suppléments d'antioxydants. Souvent, on confond suppléments alimentaires et médicaments, et comme on se méfie (avec raison) de ces derniers, on hésite aussi à prendre des suppléments. Ce qu'on oublie ou qu'on ignore, c'est que les suppléments sont des super-aliments et qu'à ce titre, ils renferment en volume réduit d'importantes quantités de nutriments que l'organisme n'a aucune difficulté à absorber ou à assimiler. De plus, ils n'ont aucun effet secondaire indésirable, dans la mesure où l'on ne dépasse pas les doses recommandées.

Désintoxication et antioxydants

Lorsqu'on entreprend une cure de désintoxication en profondeur, celle du foie par exemple, il est essentiel d'y inclure la prise d'antioxydants si on veut en tirer profit. En effet, l'élimination des substances toxiques génère une surproduction de radicaux libres qui ne peut être compensée que par l'absorption de vitamines et de suppléments antioxydants.

Une protection indispensable

Les bienfaits des antioxydants peuvent se résumer ainsi:

- Ils assurent la protection des LDL contre l'oxydation (protection des artères et réduction du cholestérol).

- Ils diminuent les risques de développer certaines formes de cancer.

- Ils renforcent le système immunitaire et protègent ainsi des maladies.

Nous ne saurions trop recommander de prendre quotidiennement les éléments déjà cités, soit la vitamine A, la vitamine C, la vitamine E et le sélénium. Un supplément alimentaire constitué de plantes telles la sauge, l'origan, l'échinacée, le thym, le champignon reishi, la luzerne et le gingembre est également recommandé, car il possède un pouvoir antioxydant remarquable.

Note

Pour plus de détails, reportez-vous aux pages 304 et 305.

TROISIÈME CHAPITRE

LA MÉNOPAUSE

Lorsqu'on observe la façon dont plusieurs personnes réagissent face à la ménopause, force nous est d'admettre que cet arrêt de la fonction ovarienne est considéré comme une véritable maladie. Cette opinion trouve sa justification dans le fait que la ménopause est souvent accompagnée de toute une cohorte de manifestations physiques désagréables. Pour beaucoup de femmes, ce moment critique de la vie apparaît comme une sorte d'échéance regrettable. Il n'est donc pas étonnant que nombre d'entre elles aient recours à toute une panoplie de médicaments pour tenter de faire disparaître, ou tout au moins minimiser, des symptômes physiques pour le moins déplaisants.

La vie est faite d'étapes qui devraient être franchies harmonieusement, sans traumatisme physique ou psychologique. Ainsi, dans la vie d'une femme, la période de fertilité commence à la puberté et se termine à la ménopause. La fonction de reproduction apparaît donc, dans l'ensemble de l'existence, comme une période transitoire. Elle n'est essentielle ni à la longévité, ni à la vie. C'est une fonction qui vient s'ajouter aux autres fonctions vitales. Elle est indispendable à l'espèce, mais pas à la personne.

La ménopause est donc un phénomène prévu par la nature qui devrait être, pour cette seule raison, considéré «normal». Or, un événement naturel n'a pas à faire l'objet d'une thérapie particulière. Si certaines hormones cessent d'être produites à cette période, pourquoi faudrait-il chercher à les remplacer artificiellement? Lorsqu'un adolescent cesse de grandir, cherche-t-on à prolonger sa croissance en lui prescrivant une médication quelconque? Non, on considère cette situation comme faisant partie de son évolution et il passe tout naturellement à l'étape suivante qui est celle de l'âge adulte.

Chez les femmes qui jouissent d'une bonne santé, tout se produit en douceur car les glandes surrénales suppléent au manque d'hormones ovariennes. L'organisme n'en est nullement perturbé et le phénomène passe pratiquement inaperçu. C'est ainsi que la nature l'a prévu.

Généralement, la ménopause fait son apparition entre 45 et 55 ans et, malheureusement, il faut bien reconnaître qu'autour de la cinquantaine, peu de femmes sont en très bonne santé. C'est pourquoi, pour la plupart d'entre elles, cette période est particulièrement difficile à vivre sur tous les plans. Sur le plan physique, le malaise le plus souvent ressenti est celui des «bouffées de chaleur». Ces dernières évoluent selon un schéma particulier. Elles se déplacent vers le haut du corps, notamment le cou et le visage, et provoquent une sensation de chaleur et de suffocation. La transpiration accompagne ces bouffées de chaleur, obligeant quelquefois la personne à changer de vêtements plusieurs fois par jour. Cependant, même si elles apparaissent souvent de manière spontanée, la consommation de certaines substances, dont l'alcool et les aliments fortement épicés, les accentue.

Leur fréquence varie considérablement. Chez certaines femmes, elles peuvent se manifester une fois par semaine, chez d'autres, une douzaine de fois par jour. Il n'est pas rare que le phénomène se produise aussi la nuit et il va sans dire que la qualité du sommeil en est grandement affectée. Lorsqu'elles surviennent, si l'on se tend et se rebiffe, les bouffées s'accentuent. La meilleure attitude à prendre est de s'asseoir, de relaxer et de respirer lentement et profondément. Un bon supplément de vitamine E contribue également à les atténuer.

Durant cette période critique de la vie, d'autres symptômes physiques sont monnaie courante. En effet, il n'est pas rare d'avoir des étourdissements, maux de tête, difficultés respiratoires, palpitations cardiaques, etc.

Certains maux peuvent se manifester plus particulièrement, dont entre autres l'asthme, l'eczéma, les déséquilibres thyroïdiens et glandulaires, le diabète, l'obésité, etc.

Sur le plan psychologique, certaines femmes peuvent être agitées, dépressives, anxieuses. Elles peuvent
éprouver de l'appréhension, ou encore de la difficulté à
se concentrer. Tous ces symptômes, s'ils ne sont pas
évitables à court terme, peuvent tout au moins être
atténués en grande partie.

Voici à propos quelques remarques:

La vitamine E, les vitamines du groupe B et le calcium (de la dolomite par exemple) sont trois nutriments
importants pour prévenir les complications de la
ménopause. Les algues marines dont la richesse en
minéraux n'est plus à démontrer, contribuent à équilibrer
le système endocrinien.

L'alimentation étant très importante pendant cette
période, nous suggérons de consommer beaucoup de
fruits et de légumes frais. Nous conseillons également
d'apprendre à relaxer convenablement.

L'ostéoporose

Il est difficile de parler de ménopause sans mentionner l'ostéoporose, les deux phénomènes étant très
souvent associés.

Le terme ostéoporose fait référence à une perte
anormale du tissu osseux. En effet, la matière spongieuse
qui constitue le coeur de l'os contient un grand nombre
de petits trous qui, chez certaines personnes, augmentent particulièrement de volume au moment de la
ménopause. C'est pour cette raison qu'on associe
généralement le problème de l'ostéoporose à un manque
d'oestrogène (cette hormone que la femme ne produit
plus en aussi grande quantité au moment de la
ménopause). Dans certains cas, la perte de tissu osseux

peut être si importante que l'os se fragilise au point de se briser au moindre heurt. Il n'est cependant pas évident que le manque d'hormones soit la véritable cause de l'ostéoporose.

Chez la femme, l'ostéoporose débute généralement bien avant la ménopause. Cette carence est due non seulement à un manque de calcium et de magnésium, mais aussi à un manque d'exercice physique. D'une façon générale, pour prévenir et éviter l'ostéoporose, il est bon de surveiller la qualité de son alimentation et de prendre régulièrement des suppléments de calcium, de magnésium, de vitamines E et B, de pollen et de gelée royale. On doit aussi s'assurer de ne pas manquer de vitamine D (rappelons qu'elle permet l'assimilation du calcium et qu'elle est fournie par les rayons UVA). On la trouve également dans le supplément d'huile de foie de poisson. Enfin, il est excessivement important de faire suffisamment d'exercice.

Quelques réflexions à propos du traitement hormonal

La tendance médicale actuelle s'oriente vers le traitement à base d'hormones sexuelles féminines. Ce traitement est loin d'être sans danger. Il est en fait toujours très délicat, selon nous, d'intervenir au niveau hormonal. Parmi les effets secondaires d'un traitement aux hormones, il faut mentionner les saignements vaginaux et un déséquilibre du système hormonal encore plus considérable. Dans bien des cas, le traitement est plus ennuyeux que le mal lui-même!

Note

Pour plus de détails, reportez-vous aux pages 282 et 296.

QUATRIÈME
CHAPITRE

LE SYNDROME PRÉMENSTRUEL

Jadis, on taxait «d'hystériques» les femmes qui se plaignaient de malaises avant leurs menstruations. On pensait qu'elles s'inventaient des maux pour attirer l'attention. Chez certaines d'entre elles, les désordres psycho-physiologiques qui pouvaient apparaître durant le cycle ovarien étaient considérés comme un produit de leur imagination.

Des siècles plus tard, on pensa que ce qu'on appelle aujourd'hui le «syndrome prémenstruel» était plus fréquent chez les femmes émotionnellement instables ou ayant des problèmes psychiatriques. Ce n'est que depuis quelques décennies que l'on a véritablement entrepris d'approfondir le sujet. Loin d'être un mythe, le syndrome prémenstruel ne fait pratiquement plus de doute, quant à sa réalité, dans l'esprit de la plupart des praticiens d'aujourd'hui.

On peut définir le syndrome prémenstruel, ou SPM, comme un ensemble de troubles émotionnels et/ou physiques plus ou moins importants, qui se manifestent à peu près au milieu du cycle menstruel et qui persistent jusqu'à l'apparition des règles. En fait, ces changements physiques et mentaux se produisent après la fin de l'ovulation pour s'accentuer pendant la période précédant les règles et disparaître enfin à l'arrivée de celles-ci.

C'est chez les femmes de 30 à 49 ans qu'on rencontre le plus souvent le SPM. Il s'accentue et devient plus sévère avec l'âge ou après des changements hormonaux importants: grossesse, arrêt de la pilule contraceptive, ligature des trompes, etc.

Durant cette période du cycle menstruel, les millions de femmes (50 à 90%) atteintes de ce syndrome souffrent à des degrés variables, et une femme sur cinq est atteinte de façon plus grave.

Certains symptômes se retrouvent souvent. Sur le plan psychologique, on peut en citer quelques-uns parmi les plus fréquents. Par exemple, les femmes atteintes du SPM peuvent éprouver des changements d'humeur importants ou être hypersensibles, agressives, déprimées, extrêmement irritables, voire violentes. Elles peuvent avoir beaucoup de difficulté à contrôler leurs émotions. Elles peuvent pleurer ou avoir des accès de colère irraisonnés. Elles peuvent aussi être impatientes ou susceptibles plus que de coutume.

La dépression, une des caractéristiques du syndrome prémenstruel, se traduit souvent par une dépréciation de soi-même et la perte de confiance en soi. Il est fréquent que les femmes souffrant de cette forme de dépression soient apathiques, léthargiques, indolentes ou fatiguées sans raison précise. D'autres femmes éprouvent de la difficulté à se concentrer ou ont l'impression que leur mémoire les trahit. Chez certaines, une accumulation de quelques-uns de ces problèmes entraîne parfois des troubles de comportement et des désordres émotifs si importants qu'ils peuvent affecter grandement leur vie personnelle, familiale ou sociale.

C'est en général pour cette raison que les femmes victimes du SPM identifient les manifestations psychologiques (irritabilité impossible à maîtriser, tension extrême, état dépressif, etc.) comme les plus difficiles à supporter.

En plus d'être victimes de troubles émotionnels, nombre d'entre elles ressentent des douleurs aux seins (gonflement) ou font de la rétention d'eau (impression d'être «ballonnée»). D'autres prennent temporairement du poids ou éprouvent des maux de reins et des douleurs abdominales, ou encore des douleurs musculaires. Boutons et acné peuvent aussi apparaître. Certaines femmes ont des maux de tête, des migraines ou des étourdissements, tandis que d'autres vont jusqu'à vomir.

Plus de cent cinquante symptômes sont associés au syndrome prémenstruel. Les deux paragraphes qui suivent dressent la liste des principaux. On peut en retrouver plusieurs chez une même personne...

Symptômes physiques

Augmentation du poids, impression de gonflement, seins douloureux (gonflés, sensibles), maux de tête, migraines, douleurs musculaires, raideur, troubles cutanés (acné, boutons, rougeurs), appétit troublé (manque ou excès), changement de la qualité du sommeil, fatigue anormale, nausées, faiblesse.

Symptômes psychologiques

Tension, irritabilité, état dépressif (perte de confiance en soi, etc.), difficulté à se concentrer, mémoire défectueuse, agressivité, difficulté à maîtriser ses émotions, désir sexuel affaibli ou absent.

Malheureusement, la cause précise du sydrome prémenstruel demeure encore obscure. Tous les chercheurs s'entendent toutefois pour admettre que le SPM est avant tout un phénomène physiologique pouvant avoir des répercussions d'ordre psychologique. Nombre d'hypothèses ont été émises jusqu'à ce jour, mais aucune n'est véritablement concluante. La plupart des chercheurs pensent que ce problème est le résultat d'un déséquilibre hormonal. Une femme dont les hormones (oestrogènes et progestérones) sont dosées de façon équilibrée ne ressent pas de symptômes physiques ou psychologiques déplaisants durant la période prémenstruelle. Cependant, à quelques exceptions près, les études sur le sujet sont très empiriques et ne permettent pas de conclure avec certitude. Beaucoup d'autres recherches doivent encore être faites avant que l'on puisse se permettre de tirer des conclusions.

Certains présument que la présence d'une hormone fabriquée par la thyroïde en collaboration avec les ovaires est en partie la cause du phénomène. Bien qu'elles ne soient pas encore parfaitement satisfaisantes, quelques études on tout de même permis d'obtenir des résultats qui apportent un soulagement non négligeable dans le cas de certaines douleurs.

Ainsi, selon le docteur Joan Ullyot, spécialiste de la médecine sportive dans la région de San Francisco et coureuse d'élite dans les épreuves de longue distance, les symptômes du syndrome prémenstruel peuvent être atténués par l'exercice physique. Cependant, la pratique d'un sport ne règle pas tout. La femme qui fait de l'exercice peut tout de même se sentir gonflée, un peu amortie avant ses menstruations. Sur le plan psychologique, on observe tout de même une nette régression de l'agressivité ou de la tendance dépressive. Toujours selon le docteur Ullyot, l'effet en profondeur qu'exerce l'activité physique sur le système hormonal justifierait ces résultats. On sait en effet que l'exercice modifie les hormones du cerveau, de l'utérus et des ovaires. Pour cette raison, on peut penser que ce sont elles qui agissent sur le comportement psychologique durant la période prémenstruelle.

Étant donné que toutes les femmes ne s'adonnent pas à des sports de compétition, on peut toutefois sans crainte leur recommander de faire de l'exercice. La pratique du yoga, par exemple, peut s'avérer très bénéfique lors de la période prémenstruelle. Entre autres, cette forme d'exercice peut soulager certains symptômes comme l'irritabilité, la tension nerveuse, les palpitations, les douleurs dans les muscles ou les articulations. Grâce à des techniques de respiration profonde, la personne qui fait du yoga peut rétablir en elle le calme mental et physique. Il est évident que les techniques de relaxation sont aussi très appropriées.

En ce qui concerne l'apport en vitamines et minéraux, mentionnons que des études nutritionnelles indiquent que cinquante pour cent (50%) des femmes touchées par le syndrome prémenstruel manquent de magnésium. Or, on sait qu'une carence en magnésium entraîne divers symptômes fort similaires à ceux qui nous préoccupent. Ces symptômes sont: les spasmes musculaires, l'anorexie, les nausées, une sorte d'apathie et des changements dans la personnalité.

Selon les auteurs de ces études, il est permis de conclure qu'une carence en magnésium complique et accentue le syndrome prémenstruel. En fait, on peut mentionner au passage que la carence magnésienne est fort répandue dans toutes les couches de la société et qu'elle est en grande partie le résultat du raffinage des aliments, et en particulier des céréales. Comme l'alimentation apporte en général peu de magnésium, il serait sage de prendre celui-ci sous forme de supplément alimentaire. Dans les magasins d'aliments naturels, on trouve divers suppléments riches en magnésium qui s'assimilent bien. Toute femme aux prises avec le problème qui nous occupe aurait donc avantage à s'en procurer.

Quant à la vitamine E, de toutes les vitamines qui ont fait l'objet d'études dans les dernières décennies, elle est sans doute celle qui s'est révélée la plus utile. Alors qu'on pensait qu'elle ne servait qu'à favoriser la fertilité, on sait aujourd'hui qu'elle joue un rôle primordial dans la prévention d'une foule d'affections. Et parmi celles-ci, on retrouve le syndrome prémenstruel.

Sur le plan de l'alimentation, de nombreuses recherches nous permettent d'affirmer que certaines substances alimentaires peuvent atténuer les symptômes. C'est le cas des acides gras essentiels contenus dans les huiles d'onagre, de bourrache, de safran et de rose musquée du Chili. Nous ne savons pas exactement comment ces acides gras agissent, mais il semble bien que les prostaglandines (des substances proches des hormones) aient un rôle à jouer. En outre, les recherches du docteur Guy Abraham sur le sydrome prémenstruel ont permis d'observer que les femmes qui éprouvent des symptômes manquent de vitamine A, de vitamine C, de vitamine E et de vitamines du complexe B. Elles manquent également de zinc, de magnésium et de fer, minéraux que l'on retrouve en bonne quantité dans la spiruline et la chlorella. Par conséquent, en ajoutant à l'alimentation les nutriments et les huiles que nous venons d'énumérer, nous avons là d'excellentes chances de corriger la situation.

Nous ne le répéterons jamais assez: les malaises ou même le simple inconfort physique sont toujours dus (sauf dans les cas d'accident ou d'infirmité) à l'intoxication ou à une carence en vitamines ou en minéraux. Si vous buvez beaucoup de café ou d'eau gazeuse, si vous mangez des sucreries, du pain blanc, des croustilles (chips), des aliments en conserve, etc., ne vous étonnez pas de ressentir des malaises à tout bout de champ, et en particulier avant vos menstruations. En revanche, si vous nourrissez bien votre corps, si vous lui donnez les vitamines et les minéraux dont il a besoin, il vous récompensera au centuple.

Note

Pour des conseils pratiques, reportez-vous à la page 328.

CINQUIÈME CHAPITRE

LA FATIGUE

Dans notre société occidentale, l'omniprésence de la mécanisation a profondément modifié nos habitudes de vie. De moins en moins sollicité pour fournir un effort physique, l'être humain «subit» physiquement bien davantage qu'il n'agit.

Vue dans un tel contexte, la fatigue ne constitue-t-elle pas un véritable paradoxe? Pourtant, elle occupe une place de choix parmi les maux de cette fin de siècle. Il devient rare de rencontrer des personnes qui disposent de grandes réserves d'énergie, mais au contraire très fréquent d'en rencontrer qui se disent fatiguées, voire «vidées». Il semble en effet que nous ayons une forte tendance à épuiser nos réserves plutôt qu'à les renouveler. Quelques statistiques viennent appuyer ces affirmations et indiquent que 64% des consultations en médecine générale ont pour objet les symptômes d'asthénie. L'asthénie, rappelons-le, se traduit par un manque de force, un état dépressif, une sensation de faiblesse pour des raisons neuropsychiques.

Bien des gens souffrent de fatigue chronique, manquent d'énergie ou se sentent épuisés sans trop savoir d'où cela vient ni comment se sortir de cette situation.

Nombre d'entre eux se reconnaîtront dans cette description tirée du livre **Augmentez votre énergie**[1] de Sharon Fealton:

«... vous réussissez à accomplir ce que vous avez à faire, mais cet exploit semble mobiliser à grand peine toutes vos énergies. Ou peut-être êtes-vous de ceux qui n'arrêtent pas de la journée, mais qui s'effondrent dès qu'ils franchissent le seuil de leur demeure. Ou encore, vous êtes continuellement en train de remettre à plus tard ce

---

(1) **Augmentez votre énergie**
Sharon Fealton en collaboration avec la revue Prévention
Rodale Press, U.S.A.

que vous devriez faire; ou bien vous hésitez longtemps avant d'entreprendre de nouveaux projets.»

Divers types et degrés de fatigue

Il est important de réaliser qu'il existe différents degrés de fatigue. Cela peut aller de la simple fatigue physique à l'épuisement, en passant par le manque d'énergie et le surmenage. Il existe aussi d'autres types de fatigue plus spécifiques telles que la fatigue intellectuelle, nerveuse, visuelle, digestive, sensorielle, etc. En fait, il y a autant de sortes de fatigues que de genres d'activités auxquelles se livre l'être humain. Les causes de la fatigue peuvent donc être très variées et demandent qu'on s'y arrête si l'on veut intervenir d'une manière appropriée.

Chacune de nos activités — qu'elle soit d'ordre musculaire, sensoriel, organique, mental, sexuel, etc. — réclame au bout d'un certain temps du repos. Le corps humain est ainsi fait qu'il doit faire suivre ses périodes d'activité de périodes de repos proportionnelles. Plus l'activité est soutenue, plus longue et plus complète doit être la période de repos. Cette règle toute simple s'avère fondamentale.

De façon générale, la sensation de fatigue indique clairement que notre organisme est en difficulté. Mais souvent, alors qu'il nous indique son besoin de repos, nous lui imposons de fonctionner, car le repos est une notion à la fois mal comprise et mal acceptée. Ainsi, beaucoup de gens préfèrent ignorer les signaux de détresse envoyés par leur corps plutôt que d'admettre leur fatigue. La vie moderne n'exige-t-elle pas de fonctionner coûte que coûte?

La fatigue est pourtant le signe qui nous permet le mieux d'évaluer notre état de santé. Au lieu de se stimuler de mille et une façons dès qu'elle se manifeste, il serait plus sage de s'accorder du repos dans un bref délai.

La fatigue physique constitue un phénomène physiologique normal. Il est tout à fait dans l'ordre des choses de se sentir fatigué après avoir soutenu une activité dans quelque domaine durant un certain temps. Celui qui fait un exercice physique, par exemple du jogging, se sentira fatigué au bout d'un certain temps. Aussi simpliste que cela puisse sembler, il convient de mettre un terme à l'activité lorsque la fatigue apparaît. En autant qu'on y soit attentif, la fatigue physique peut la plupart du temps se surmonter assez facilement. Bien qu'elle puisse parfois être très profonde, il est rare qu'elle conduise au surmenage.

Surmenage, caféine et compagnie

Mais qu'est-ce que le surmenage? De nos jours, le rythme trépidant de la vie exerce une pression sur les individus et les expose à un stress considérable. À la longue, ce stress entraîne un surmenage. C'est pourquoi il est fréquent de rencontrer des gens épuisés sur le plan intellectuel, sensoriel, digestif, etc. Loin d'être attentif aux signaux que son corps émet, l'individu surmené ou épuisé a tendance à recourir à des stimulants pour les masquer. Car il est vrai que tout organisme, même épuisé, peut être forcé à poursuivre ses activités.

Ainsi, par exemple, une foule de gens sont incapables de se sentir énergiques sans une «bonne tasse de café» le matin, et quelquefois deux ou trois. Sans cet apport de caféine, ils ne peuvent fonctionner normalement. Leur manque d'énergie étant réel, le café constitue le coup de fouet qu'ils doivent s'administrer pour compenser ce manque. Or le café n'apporte pas d'énergie en soi ... il n'en procure que l'illusion à cause de sa teneur en alcaloïdes. Seul le sucre qu'on y met peut constituer une source d'énergie, mais nous savons qu'elle est mauvaise puisque le sucre dévitalise l'organisme. Et le malheur est que, café après café, d'une manière insidieuse, l'organisme devient de plus en plus «drogué» et donc dépendant. Les organes digestifs s'affaiblissent parce qu'ils sont moins bien innervés; les aliments se digèrent et s'assimilent moins bien. Un cercle vicieux s'installe: on profite mal des aliments qu'on absorbe parce que l'énergie manque, et on manque d'énergie parce qu'on assimile mal les aliments. Petit à petit la dette énergétique s'accroît.

Il existe un autre cercle vicieux, tout aussi néfaste, qui consiste à prendre un calmant le soir pour dormir et un stimulant au réveil pour entreprendre sa journée! Est-il besoin de dire que les médicaments stimulants et calmants intoxiquent fortement l'organisme, sans compter que la personne dépendante a de moins en moins d'énergie... La fatigue chronique s'installe avec sa kyrielle de symptômes bien connus. Dans un premier temps, on constate un manque d'entrain au travail. La tâche quotidienne s'accomplit plus difficilement, le rendement est inférieur à ce qu'il était ou, s'il demeure le même, nécessite le double d'effort. Même si on dort beaucoup on se sent fatigué en se réveillant, sans énergie, sans enthousiasme ... en un mot: découragé! Rien, absolument rien ne parvient à supprimer cette sensation de fatigue permanente.

La fatigue nerveuse

Même s'il constitue le premier stade de la fatigue chronique, ce surmenage n'est pas encore dramatique. Les suivants le sont beaucoup plus. Au deuxième stade, par exemple, apparaît l'irritabilité. La personne fatiguée a de plus en plus de mal à contenir son humeur. En outre, elle peut commencer à faire de l'insomnie, ce qui n'arrange rien. La situation s'aggravant, les symptômes de la troisième phase peuvent apparaître. Alors, bien que «le malade» tente de se reposer, la fatigue persiste et les sautes d'humeur s'accroissent. Il lui devient difficile, voire impossible, d'accomplir sa tâche quoti-dienne. À ce stade, nous avons affaire à la fatigue nerveuse dans sa phase la plus pénible.

De toutes les sortes de fatigue, celle qui affecte le système nerveux est la plus sérieuse. Contrairement aux autres fatigues, celle-ci indique bien que l'organisme est touché dans son ensemble.

En voici les symptômes:

1. Difficultés dans les contacts et relations.

2. Difficulté à formuler convenablement sa pensée.

3. Altération de la santé en général, caractérisée notamment par une baisse d'efficacité du système immunitaire.

4. Perturbation de l'appétit.

5. Diminution du tonus sexuel.

6. Difficulté à dormir convenablement.

7. Fatigue musculaire marquée.

8. Difficulté à se concentrer ou garder une attention soutenue.

9. Troubles de la mémoire.

10. Troubles du caractère — grande irritabilité, suscep-tibilité, hyperémotivité.

11. Maux de tête fréquents.

12. Sensations d'angoisse et d'anxiété.

13. Attitude dépressive et défaitiste face aux divers trou-bles de santé rencontrés.

14. Tendance au pessimisme et au laisser-aller.

Tous ces symptômes indiquent bien que l'organisme est en dette d'énergie. Il n'arrive pas à refaire ses réserves et fonctionne plus ou moins au ralenti car, de toutes les cellules de notre corps, c'est la cellule nerveuse qui récupère le moins bien. C'est pourquoi, de tous les types de fatigue, la fatigue nerveuse est celle qui requiert le plus de soins. Elle ne peut être surmontée d'emblée, il faut du temps, l'organisme doit récupérer. Le repos sous toutes ses formes s'impose pour un temps passablement long. Si l'on intervient de cette manière, une diminution progressive de l'ensemble des symptômes se manifestera. Il est à noter que dans le cas de fatigue nerveuse, le recours aux médicaments de synthèse stimulants, tout comme d'ailleurs un effort physique intense et soutenu, ne feront que compliquer la situation. Sur le plan physique, outre le repos, on aura avantage à pratiquer des exercices doux tels que la marche, la respiration profonde, le yoga, etc. Repos n'est cependant pas synonyme d'oisiveté, et il est important d'employer son temps à des occupations plaisantes, gratifiantes et agréables.

Carences et hypoglycémie

Autre facteur particulier: la fatigue nerveuse s'accompagne généralement d'un état de carence marqué. Dans la plupart des cas, plusieurs éléments nutritifs manquent. On aura donc tout avantage à prendre des suppléments alimentaires, les plus utiles étant la gelée royale et les vitamines du complexe B. La quantité de ces vitamines est souvent insuffisante dans l'alimentation moderne où le raffinage des céréales et l'utilisation abondante du sucre blanc nous en privent. La fatigue nerveuse indique aussi des carences spécifiques en magnésium et en calcium, qu'on retrouvera dans la dolomite, un minéral contenant ces deux éléments dans des proportions adéquates.

Avant d'aborder les différentes méthodes que l'on peut utiliser pour soulager la fatigue, il convient de s'attarder sur une affection très courante, qui cependant passe très souvent inaperçue: l'hypoglycémie. La personne souffrant d'hypoglycémie connaît des baisses d'énergie à certains moments précis de la journée, généralement durant l'avant-midi vers 11h, l'après-midi vers 16h et en soirée vers 22h. Ces baisses correspondent aux moments où l'organisme a assimilé le sucre contenu dans les aliments.

Nous n'approfondirons pas dans ce chapitre le problème de l'hypoglycémie et de ses nombreux symptômes, mais nous soulignerons tout de même le plus important, qui rejoint notre propos: cette chute brusque d'énergie ressentie deux ou trois heures après les repas. La personne manque d'énergie et d'entrain, son humeur peut changer; elle peut devenir pessimiste, agressive ou déprimée et éprouver des difficultés de concentration.

L'hypoglycémie étant due à un désordre des fonctions pancréatiques, il est important de ne pas trop stimuler le pancréas lorsqu'on s'alimente, c'est-à-dire d'éviter de consommer trop de sucre et de féculents. Par contre, l'alimentation devra contenir des aliments riches en protéines, notamment les viandes, les oeufs, les légumineuses, les graines, les noix et les germinations, ainsi que des légumes verts et quelques fruits frais qui contiennent des sucres simples. L'exercice modéré peut également contribuer à rétablir la situation.

On devra réduire la consommation d'aliments riches en hydrates de carbone, soit les céréales, le pain, les farines et tout ce qui en contient. On parviendra ainsi à cesser de stimuler le pancréas.

Les solutions

Après ce survol des différents types de fatigue et de leurs symptômes, il est à présent important d'y apporter quelques éléments de solution.

En premier lieu, et cela quel que soit le type de fatigue, il est primordial de s'accorder beaucoup de repos. Le jour où l'on comprendra le bien-fondé de ce simple conseil, une grande part des problèmes de santé aura été résolue. En second lieu, puisque la fatigue s'accompagne toujours d'une baisse des réserves d'énergie nerveuse, il est indispensable de refaire ces réserves. Enfin, l'organisme de la personne fatiguée et épuisée étant immanquablement en carence de plusieurs substances nutritives, là encore il faut refaire le plein.

La fatigue est souvent le signal d'alarme d'un déficit en magnésium qui malheureusement passe trop souvent inaperçu. Le rythme de la vie actuelle et l'alimentation de tous les jours sont grandement responsables de cette carence. Pourtant, le magnésium joue un rôle crucial aux niveaux cellulaire, cérébral et musculaire. Il s'emmagasine essentiellement dans le système nerveux et dans le muscle. Mentionnons qu'au niveau cérébral, le magnésium est essentiel au maintien de l'équilibre neuropsychique. Par conséquent, s'il vient à manquer, divers problèmes peuvent se manifester tels l'angoisse, un excès d'émotivité, la dépression, la fatigue psychique, la fatigue intellectuelle, un manque de concentration, une diminution de la mémoire, et parfois aussi un sentiment de lassitude et d'échec.

En plus du magnésium, plusieurs suppléments peuvent apporter un grand soulagement aux gens fatigués, surmenés ou déprimés. Nous avons déjà mentionné les vitamines du groupe B. On les trouve entre autres dans la levure Torula, le foie déshydraté et le pollen de fleur. L'huile de germe de blé doit être présente en quantité suffisante car c'est une source de vitamine E dont les bienfaits ne sont plus à démontrer.

Contre la fatigue, la gelée royale s'avère aussi particulièrement efficace. Il s'agit en effet d'une substance extrêmement riche en éléments nutritifs. On l'utilise depuis très longtemps dans tous les cas exigeant un tonique puissant. Elle convient tout aussi bien aux enfants qui manquent d'entrain et d'appétit qu'aux adultes qui ont besoin d'une substance revigorante. La gelée royale fait d'ailleurs merveille dans tous les cas de convalescence.

Un autre supplément, le ginseng, a amplement fait ses preuves dans le combat contre la fatigue. Ses principes tonifiants sont connus depuis fort longtemps. De très nombreux tests ont montré que le ginseng augmente considérablement l'endurance physique et permet de réaliser de plus grandes performances. On peut l'utiliser sur une base régulière.

Les algues marines ainsi que le calcium devront également faire partie des éléments nutritifs à privilégier pour retrouver son énergie.

En résumé

D'une manière générale, on aurait avantage dans les cas de fatigue chronique, spécifique ou nerveuse à en identifier les causes. Cependant, sur le plan nutritionnel, on peut être sûr que l'organisme tirera toujours profit d'un apport quotidien des nutriments suivants: bêta-carotène, vitamine E, vitamine C, un supplément de vitamines du complexe B (notamment la vitamine B_{12}), sélénium, calcium, magnésium et zinc. N'oublions pas que tout organisme bien nourri arrive à fournir un meilleur rendement et à repousser la fatigue.

Bref, pour surmonter la fatigue, il faut...

• Éviter soigneusement caféine et autres excitants
La consommation de café, de thé et de chocolat durant la journée stimule l'organisme, sans pour autant lui apporter en retour de substances reconstituantes. Il

s'agit donc d'une stimulation non compensée. Ces excitants minent nos réserves énergétiques.

- **Améliorer la qualité de son sommeil**
Lorsqu'on se couche le soir, il est important d'oublier ses tracas et ses rancunes. L'anxiété et le stress s'opposent à un sommeil réparateur. Il importe également de dormir dans un endroit bien aéré afin que l'organisme soit parfaitement oxygéné. Avant de se coucher, on peut aussi prendre une bonne tisane à base de plantes calmantes.

- **Apprendre à se détendre**
À cet effet, le yoga et d'autres formes d'exercices relaxants, tels la marche par exemple, peuvent s'avérer bénéfiques.

- **Prendre des suppléments alimentaires**
Un bon tonique à base de substances riches en vitamines B (levure, pollen, foie déshydraté) est essentiel pour permettre à l'organisme de se régénérer. Les vitamines E et C sont également recommandées, de même que le ginseng et la gelée royale. On veillera à prendre du calcium, du magnésium, du zinc et du sélénium en quantité suffisante. On aura avantage à demander l'avis d'un conseiller naturiste dans un magasin d'alimentation naturelle.

Note
Pour plus de détails, reportez-vous à la page 224.

SIXIÈME
CHAPITRE

LE FOIE

On ignore trop souvent l'importance du foie dans le fonctionnement de l'organisme humain. Ainsi, bien des personnes sont surprises d'apprendre que leur mal de tête, leur constipation ou leur haleine chargée sont des manifestations évidentes d'un dérèglement du foie.

Ce chapitre a pour but de montrer d'une manière simple comment le foie fonctionne, les habitudes dont il faut se défaire, les aliments les plus appropriés à son bon fonctionnement et enfin, les signes indicateurs d'un dérèglement de ses fonctions.

Un rôle irremplaçable

Complexe à l'extrême, le foie est un filtre qui renferme près d'un million de lobules (petits lobes) et épure jusqu'à 700 litres de sang toutes les vingt-quatre heures. Quand on sait qu'un seul de ces lobules est lui-même constitué de 350 000 cellules hépatiques, on peut commencer à se faire une idée de la richesse organique du foie.

Situé entre l'intestin et le coeur, le foie participe d'abord et avant tout à la fonction de digestion. Son action est indispensable à la formation du sang, la transformation des protides et des graisses, la neutralisation de certains poisons et la production de plusieurs enzymes. C'est ainsi que, grâce à son action, des aliments qui pourraient être toxiques deviennent inoffensifs. Le foie est donc un organe purificateur du corps et, par le fait même, un organe protecteur.

Si le foie fonctionne mal, la défense de l'organisme s'en trouve affaiblie et une partie des substances toxiques absorbées passe directement dans le sang.

Un travailleur infatigable et son équipe

Le foie travaille sans arrêt. Il fixe ou transforme les toxines, les poisons provenant de l'alimentation (caféine, nicotine, additifs chimiques, sucre raffiné, etc.), élimine les déchets issus du cycle digestif primaire et assure la digestion et l'utilisation des graisses.

Une autre des fonctions du foie consiste à produire constamment de la bile qui, entre les repas, s'accumule dans la vésicule biliaire. Cette dernière la transforme et en régularise l'écoulement.

La bile

Substance complexe, la bile remplit plusieurs fonctions. Entre autres choses, elle aide à neutraliser l'acidité du chyme (bol alimentaire) qui vient de l'estomac et se dirige vers l'intestin. Une bonne digestion va de pair avec la qualité et la quantité de bile produite (la constipation est souvent due à une insuffisance de sécrétion biliaire). Dans l'intestin, sa présence favorise la digestion et l'absorption des graisses ainsi que celle des vitamines A, D et K. La bile a aussi une fonction d'élimination puisqu'elle débarrasse l'organisme de certains corps toxiques et des déchets sanguins. Si le foie filtre mal les toxines, celles-ci se retrouvent telles quelles dans la bile qui, à son tour, les propage dans l'intestin, causant gaz, fermentations, coliques, etc.

En plus de produire ses propres hormones, le foie assure également la transformation des hormones stéroïdes (surtout sexuelles) et réglemente la production de folliculine (hormone oestrogène). Or, aussi bien l'insuffisance que l'excès de folliculine entraînent des troubles organiques dont les symptômes peuvent être l'angoisse ou l'hypersensibilité.

Enfin, on peut comparer le foie à une sorte de magasin dans lequel s'élaborent et sont stockées toutes sortes de substances. C'est le cas de nombre d'enzymes et de vitamines, notamment la vitamine A.

Un régulateur hors pair

Les fonctions de régulation du foie sont également nombreuses et importantes. En effet, il intervient dans la synthèse des protides (protéines), dans la régulation des hydrates de carbone (sucres), dans la production des oestrogènes, et dans le métabolisme des lipides (graisses).

Certaines substances sont nécessaires à l'organisme. Cependant, si leur taux de concentration est trop élevé, elles peuvent devenir nocives; le foie verra alors à éliminer le surplus. Il en est ainsi du cholestérol qui, bien qu'il soit nécessaire, peut s'accumuler en trop grande quantité dans l'organisme. Si tel est le cas, le foie le répartira selon ses besoins et neutralisera le surplus. Il agira de même pour des éléments vitaux comme les acides aminés (protéines digérées) qui, au delà d'un certain seuil de concentration, deviennent également nocifs.

De la même manière que le cholestérol et les acides aminés, des dizaines de substances peuvent être utiles ou non, selon l'usage qu'en fait le foie. C'est pourquoi un mauvais fonctionnement de cet organe peut entraîner des problèmes graves.

Les fonctions de régulation du foie ont par conséquent une importance capitale dans le bon fonctionnement de l'organisme.

On peut donc dès maintenant — sans pour autant entrer dans le traitement des maladies du foie — indiquer que l'une des approches les plus efficaces et les plus sûres est l'application de la bouillotte d'eau chaude sur le foie, le soir au coucher. Cette pratique a pour effet d'aider à le décongestionner et, de ce fait, stimule considérablement les fonctions hépatiques. Une action comme celle-ci, très simple, peut se répéter quotidiennement et souvent permettre d'éviter des maux plus sérieux.

Divers facteurs peuvent affaiblir temporairement le fonctionnement du foie.

Il peut arriver, par exemple, qu'à l'occasion d'une fête ou d'un événement spécial, on se dise en levant son petit verre de cognac: «Une fois n'est pas coutume!»

Malheureusement, trop souvent, on constate plutôt que ce sont de mauvaises habitudes alimentaires, de mauvaises habitudes de vie et une tendance au sédentarisme qui, s'accumulant au fil des jours, minent notre foie. Ainsi, celui-ci, malmené, constamment surmené, n'est plus sous l'effet d'un affaiblissement temporaire: c'est plutôt à une longue guerre de tranchée qu'il doit se livrer et tenter de résister!

Les aliments nocifs

Le pain blanc

Il faut bien le dire, le pain blanc que plusieurs mangent tous les jours est presque totalement dépourvu de valeur nutritive. En effet, puisqu'on en soustrait le son, on le prive de 80% du calcium et du phosphore nécessaires à la transformation des éléments nutritifs et à certaines opérations de synthèse par l'organisme. On en soustrait également le germe de blé. Or, c'est dans l'enveloppe de celui-ci que l'on trouve toute la vitamine B du grain de blé. Ainsi, pour pallier au manque de ferments et de vitamines nécessaires à son bon fonctionnement, le foie devra redoubler d'efforts pour assumer pleinement son rôle. Il risque de se fatiguer, de s'user prématurément, voire de dégénérer avec toutes les conséquences que l'on peut imaginer. Il convient donc de consommer du pain entier, riche en éléments nutritifs de toutes sortes.

Le sucre industriel

Le sucre industriel ne contient ni les éléments protecteurs, ni aucun des ferments nécessaires à son utilisation par l'organisme. Donc le foie se voit là encore obligé de combler ces carences au prix d'un effort constant et inutile qui l'use un peu plus chaque jour. Ainsi, non seulement le sucre industriel est difficile à digérer et peu assimilable mais, à la suite de certaines modifications chimiques dans les intestins, ce même sucre produit de l'acide oxalique résiduaire qui s'oxyde dans les muscles. C'est encore le foie qui doit voir à neutraliser celui-ci. S'il n'y parvient pas, cet acide passera dans le sang et envahira les tissus avant d'être éliminé par les reins. Il peut s'ensuivre des migraines, des troubles nerveux, des rhumatismes et une sensation de fatigue.

Quelques habidudes de vie dont il faut se défaire

L'alcool

L'alcool a un pouvoir sclérosant. Il fait durcir les vaisseaux, ce qui entrave la libre circulation du sang. Des déchets s'accumulent rapidement et le foie s'épuise en tentant de les éliminer. Dans ces conditions, les cellules du foie meurent, les tissus se sclérosent, le foie prend du volume. Cette hypertrophie provoque un grand nombre de perturbations dans les fonctions hépatiques.

De plus, l'alcool élève le taux de cholestérol dans le sang et entraîne la «désassimilation». S'installe alors l'intoxication générale. Ajoutons que l'alcool affecte les vitamines des aliments et qu'il empêche la synthèse par le foie de la vitamine A.

La cigarette

Lorsqu'on parle de l'effet nocif de la cigarette, on pense surtout aux effets désastreux qu'elle peut avoir sur les poumons. Mais elle affecte également le foie. Comme on l'a mentionné plus haut, celui-ci filtre le sang pour le débarrasser des substances toxiques qu'il peut contenir. Or, les poisons de la cigarette passent dans le sang et, par ce chemin, rejoignent le foie. Ainsi en est-il de la nicotine dont le pouvoir sclérosant est considérable. Tous les vaisseaux sanguins en sont rapidement imbibés. Dans de telles conditions, le foie tentera bien une ultime défense mais, atteint lui-même par ce terrible poison, il devra bientôt capituler. On ne dira jamais assez tout le mal que produit la cigarette dans l'organisme. Mieux vaut s'en abstenir.

Le thé, le café, le chocolat

Tous les produits comme le thé, le café et le chocolat sont indigestes pour le foie et ont souvent, à long terme, des conséquences négatives. Il convient donc d'abandonner ces habitudes au profit de comportements plus sains.

Les excès alimentaires

Chargé de transformer, de répartir et d'emmagasiner les éléments nutritifs, le foie sera constamment débordé s'il y a excès alimentaire, et sa charge de travail s'accroîtra à tel point qu'il finira par être incapable de pourvoir à tous les besoins de l'organisme. En fait, on peut dire sans crainte de se tromper que c'est au foie que le surmenage alimentaire nuit le plus. Si on le force trop, et de façon constante, le foie finira par s'épuiser. Certaines envies de dormir en plein jour alors qu'on n'est pas vraiment fatigué viennent souvent de cet épuisement du foie.

Le surmenage

De nos jours, le surmenage, qu'il soit d'ordre intellectuel ou physique, est une des situations les plus courantes et les plus redoutables qui soient. En effet, il entraîne une production de toxines extrêmement dangereuses pour l'organisme. On connaît déjà le rôle important que le foie joue dans l'élimination de ces poisons. Cependant, si la condition de surmenage persiste, le foie, épuisé, ne suffit plus à la tâche et les poisons se propagent dans tout l'organisme. Il faut donc connaître la limite de ses forces et faire en sorte de ne pas la dépasser.

Le sédentarisme

Assis à nos bureaux, nous oublions souvent que le corps humain est fait pour bouger et non pour rester immobile, jour après jour, année après année. Il est vital de prendre les choses en main et de faire de l'exercice physique. En effet, si certains déchets ne sont pas éliminés au niveau du poumon, c'est le foie qui écopera de la tâche. En plus, le manque d'exercice entretient la constipation. Qu'arrive-t-il dans ce cas? Encore une fois, les déchets non éliminés seront filtrés et stabilisés par le foie qui verra sa charge de travail s'accroître en conséquence.

La carence en magnésium

Le magnésium est d'une importance capitale pour le foie. Nous empruntons une citation à Raymond Barbeau, N.D., qui dans son livre intitulé **L'importance du magnésium dans la santé**, cite le professeur Delbet qui affirme: «J'ai constaté avec Wader, qu'introduit dans le duodénum, le chlorure de magnésium amène l'évacuation rapide de la vésicule...»

À cela monsieur Barbeau rajoute:

«Des expériences de laboratoire sur les animaux ont montré qu'une insuffisance prolongée de magnésium a entraîné des développements fibreux dans le foie semblables au début d'une cirrhose. Si l'on donne à des rats la nourriture de l'Américain moyen, de grandes régions du foie sont remplacées par du tissu cicatriciel. On leur donne en effet une alimentation élevée en hydrates de carbone, en gras saturés, légèrement déficiente en magnésium et le foie est touché.»

Quand le foie a épuisé sa réserve de minéraux, particulièrement le sodium et le magnésium, sa capacité de filtration diminue, permettant à des toxines de passer directement dans le sang. Bon nombre de problèmes tels qu'hémorroïdes, couperose, allergies diverses, kystes, varices, fatigue chronique, vision brouillée, hypoglycémie, dermatite, eczéma, psoriasis, perte de cheveux, hypertension, diabète, constipation, embonpoint, etc. ont un lien direct avec cette incapacité du foie à filtrer les substances toxiques.

Quelques bonnes habitudes alimentaires à prendre ou à conserver...

S'il est un certain nombre d'aliments que le foie supporte mal, il en existe par contre qui, par leur qualité ou leur composition, favorisent le rendement de la fonction hépatique. Voici les principaux:

Le pain complet

Le pain complet favorise l'équilibre de la fonction hépatique. À l'évidence, tous les pains complets ne sont pas toujours aussi «complets» qu'on veut bien nous le laisser croire. Le vrai pain complet ne contient que de la farine complète, c'est-à-dire celle que l'on obtient par la mouture du blé sans rien y ajouter ou sans rien y retrancher. Il faut aussi que la fermentation du pain se fasse au levain.

Les produits laitiers

Dans l'ensemble, les produits laitiers, lait, yogourt, fromage, beurre, sont extrêmement riches en substances nutritives. Ils doivent donc être consommés modérément, mais de façon régulière. Toutefois, il est à noter que pour plusieurs adultes le lait peut être dur pour le foie, l'estomac n'assurant plus la prédigestion de cet aliment. Par contre, le yogourt est sain et facilement digestible.

Les oeufs

On peut les consommer avec modération, ce sont d'excellents aliments qu'un foie sain tolère bien.

Les fruits

Les fruits sont en général excellents pour le foie. Si celui-ci est malade, le raisin contribuera à l'élimination des boues et des calculs biliaires. La fraise aussi est excellente et reconnue pour son pouvoir de drainage des toxines accumulées.

Les légumes

La plupart des légumes sont excellents pour la santé. Il faut, le plus souvent possible, les manger crus. C'est en effet la seule façon de conserver tous leurs éléments vivants, substances de protection et d'énergie. En voici quelques-uns qui sont d'excellents désintoxiquants et qui secondent bien le foie dans ses fonctions de neutralisation des poisons et d'acheminement des déchets. Ce sont: la tomate, le radis et l'artichaut. La betterave, l'oignon et l'asperge sont pour leur part d'excellents toniques, tandis que le céleri, le pissenlit et le poireau possèdent des propriétés antiseptiques et régénératrices de la cellule hépatique.

Au delà de ces quelques exemples, on peut dire que tous les légumes et salades sont à recommander, non seulement pour assurer le bon fonctionnement du foie, mais également pour maintenir l'équilibre de tout l'organisme.

Les viandes et les poissons

Le foie supporte très bien les viandes et les poissons maigres, lesquels constituent des aliments sains.

Les huiles

Toutes les huiles végétales sont acceptables, mais elles doivent être obtenues par simple pression à froid et sans solvant chimique. Il faut donc se méfier de toutes les huiles commerciales que l'on trouve sur le marché car, la plupart du temps, le procédé de raffinage les prive de toutes les vitamines A et E qu'elles contiennent.

L'huile d'olive, obtenue par première pression à froid, est la meilleure pour le foie. Très digeste, elle conserve tous ses ferments et stimule la fonction hépatique. Elle est de plus un préventif extraordinaire contre les calculs de la vésicule biliaire.

Pour compléter ces informations, il serait souhaitable de se référer au menu type décrit des pages 18 à 22 du présent volume.

Quelques symptômes pouvant indiquer un dérèglement du foie

Si les dérèglements du foie ne sont pas toujours faciles à identifier, il existe quand même un certain nombre de signes indicateurs. Nous ne mentionnerons ici que les plus fréquents, mais il en existe bien d'autres.[1]

Maux de tête

Ils provoquent presque toujours une sensation de lourdeur ou de cercle autour de la tête. Il est également possible de ressentir un serrement au niveau des tempes. Très souvent, ces maux sont accompagnés de constipation qui, elle, est presque toujours causée par des troubles du foie.

Éblouissements et étourdissements

Pouvant aller jusqu'au vertige, ils peuvent aussi avoir pour origine un dérèglement important du foie.

Nausées et teint jaune

On connaît bien ces deux symptômes. Le premier, lorsqu'on fait des renvois de bile ou qu'on a des nausées

---

(1) Pour en savoir davantage, lire **Guérir votre foie**, Dr Jean-Marc Brunet, n.d., Éditions de Mortagne.

fréquentes; le deuxième, lorsque le teint de la peau, le globe de l'oeil et les muqueuses se colorent en jaune. Dès leur apparition, il faut tout de suite penser au foie.

«Mauvaise bouche» ou langue chargée

L'hépatique a souvent la bouche pâteuse. Son haleine peut être très mauvaise et sa langue recouverte d'un enduit blanc, jaune ou verdâtre.

Sensation de «froidure»

Pendant les premières heures de la digestion, le foie doit déverser de la bile dans l'ampoule de Vater, où la rejoindra le suc pancréatique. Le foie remplit donc cette tâche du mieux qu'il peut. S'il est déficient, il négligera son rôle et certaines fonctions en seront affectées. La circulation sanguine, par exemple, sera ralentie. Si tel est le cas, le sujet souffre, lorsqu'il digère, de frilosité excessive. Il peut ressentir des «fourmis dans les jambes», avoir des frissons et même une sensation de froid intérieur. Aussitôt que la digestion est terminée et que le foie retourne à ses autres activités, ces symptômes disparaissent.

Les points douloureux

La présence de calculs dans la vésicule biliaire peut aussi provoquer une inflammation ou une infection de celle-ci. La douleur peut alors se manifester par elle-même, ou au toucher. Dans les cas d'engorgement ou de congestion du foie, il arrive qu'elle se fasse sentir dans la région de l'omoplate droite ou sur l'épaule du même côté.

La restauration de l'énergie vitale

L'état de toxémie du foie est relié à de mauvaises habitudes alimentaires, à l'absorption de produits chimiques, à l'abus de médicaments ou à un mode de vie erroné. Le moyen le plus efficace pour restaurer l'énergie vitale du foie consiste à appliquer les grands principes de la naturopathie, soit: faire de l'exercice, prendre de l'air pur, avoir une alimentation naturelle ou biologique, prendre des suppléments riches en nutriments, veiller à la qualité du sommeil et maintenir un bon équilibre émotionnel.

Si le foie est déficient, engorgé ou dégénéré, on ressentira sans aucun doute des douleurs dans cette région sous forme de coliques et de ballonnements. Une telle situation commande que l'on se renseigne sur une bonne cure de désintoxication du foie.

Note
Pour plus de détails, reportez-vous aux pages 231 et 232.

SEPTIÈME CHAPITRE

CONSEILS NATURISTES ET SUPPLÉMENTS ALIMENTAIRES SUGGÉRÉS EN FONCTION DES SYMPTÔMES D'INTOXICATION OU DE CARENCE DE VOTRE ORGANISME

Remarques préliminaires

Tous les conseils de santé qui suivent doivent être appliqués **durant au moins trois mois** pour permettre à l'organisme d'en tirer le maximum de profit. Il faut se rappeler que ces conseils ont pour but d'une part de corriger les mauvaises habitudes de vie, et d'autre part de combler les carences nutritionnelles de l'organisme. Ces deux conditions essentielles à la santé ne sauraient se réaliser en quelques jours seulement.

Les aliments, vitamines, suppléments alimentaires, tisanes, extraits liquides ou comprimés de plantes, ainsi que tout autre produit suggéré dans ***Mon Guide De Santé Naturelle***, **doivent être ceux qui sont vendus sous étiquette portant ma signature ou ceux qui ont reçu mon approbation.** En effet, les posologies proposées correspondent à des produits spécifiques et les résultats pourraient être complètement faussés si on utilisait des produits dont la composition ne respecte pas les mêmes proportions.

ACIDITÉ STOMACALE

Suggestions:

1) Mastiquer lentement, 20 à 30 fois par bouchée.
2) Éviter les aliments acidifiants (voir page 27).
3) Réduire la consommation d'aliments riches en protéines: viandes, fromages, légumineuses.
4) Attention au tabagisme.
5) Lire *La santé par les jus.*
6) D'année en année, suivre le programme de suppléments alimentaires que voici:

6 premiers mois:

Jus de chou biologique:
1 ampoule dans un peu d'eau, à jeun le matin.

Supplément alimentaire d'algues d'eau douce provenant de spiruline et de chlorella:
2 comprimés à chaque repas.

Luzerne de culture biologique:
1 comprimé avec chaque repas.

Poudre antiacide naturiste à base de protéine de soya, cosse de psyllium, poudre de bouleau, algues marines, yogourt:
1 c. à table après les repas au besoin.

Ensemble des plantes suivantes: mélisse, mauve, bourdaine, cascara, épine-vinette, guimauve, menthe:
1 comprimé après chaque repas.

Tisane comprenant les plantes suivantes: bourdaine, boldo, prêle, chiendent, queue de cerise, reine-des-prés, réglisse, verveine, aigremoine, baie de genévrier, frêne, cassis, hysope:
1 tasse après les repas.

ACIDITÉ STOMACALE (suite)

6 mois suivants:

Jus d'aloès de culture biologique:
2 c. à soupe avant les repas.

Lactate de calcium 648 mg:
1 comprimé avant chaque repas.

Supplément alimentaire d'algues d'eau douce provenant de spiruline et de chlorella:
2 comprimés à chaque repas.

Supplément riche en vitamine A de source naturelle provenant de carotte, pissenlit, foie déshydraté, chou, épinard, persil, betterave, foie de poisson:
2 comprimés à chaque repas.

Chlorophylle liquide:
1 c. à thé dans un verre d'eau ou de jus de fruit 2 à 3 fois par jour.

Tisane comprenant les plantes suivantes: bourdaine, angélique, réglisse, boldo, verveine, reine-des-prés, aigremoine:
1 tasse après les repas.

ACNÉ

Suggestions:

1) Masque d'argile 2 fois par semaine.
2) Bain chaud le soir.
3) Éviter le sucre.
4) Éviter les aliments acides ou acidifiants (voir page 27).
5) Mettre l'accent sur les fruits et légumes frais.
6) Réduire le plus possible les matières grasses: beurre, margarine, huiles végétales, fromages gras, crème, etc.
7) Lire *Guérir votre foie.*
8) D'année en année, suivre le programme de suppléments alimentaires que voici:

6 premiers mois:

Extrait de radis noir et d'artichaut biologiques:
1 ampoule dans un jus de raisin 15 minutes avant le déjeuner.

Ensemble des plantes suivantes: ménianthe, grand millet, gingembre, réglisse, persil, aunée, aigremoine, chicorée sauvage:
1 comprimé après chaque repas.

Suppléments de calcium et magnésium provenant de poudre d'os et de dolomite, accompagnés de prêle et luzerne:
1 comprimé avant chaque repas.

Vitamine E 200 U.I. et huile d'onagre:
1 capsule après les repas.

Ensemble des plantes antioxydantes suivantes: poudre de curcuma, baume de citron, feuille de sauge, origan, échinacée, thym, champignon reishi, bioflavonoïdes, luzerne, gingembre, extrait de peau de raisin, extrait de pépin de raisin, écorce de pin:
1 capsule avec eau ou jus de fruit 2 à 3 fois par jour.

ACNÉ (suite)

Tisane comprenant les plantes suivantes: bourdaine, angélique, réglisse, boldo, verveine, reine-des-prés, aigremoine:
1 tasse après les repas.

Crème pour la peau à base de soufre et de vitamines du complexe B.

Lotion pour la peau à base de vitamines du complexe B.

Lotion à l'aloès sur les régions à traiter, le soir au coucher.

6 mois suivants:

Ensemble des plantes suivantes: mélisse, mauve, bourdaine, cascara, épine-vinette, guimauve, menthe:
1 comprimé après chaque repas.

Supplément riche en vitamine A de source naturelle provenant de carotte, pissenlit, foie déshydraté, chou, épinard, persil, betterave, foie de poisson:
2 comprimés à chaque repas.

Vitamine C 300 mg avec bioflavonoïdes:
1 comprimé après les repas.

Supplément alimentaire contenant huile de carthame, huile d'onagre, huile de bourrache, huile de rose musquée du Chili:
1 capsule avant les repas.

Supplément riche en vitamines du complexe B de source naturelle provenant de levure, foie déshydraté, pollen de fleur, huile de germe de blé:
2 comprimés à chaque repas.

Tisane comprenant les plantes suivantes: bourdaine, boldo, prêle, chiendent, queue de cerise, reine-des-prés, réglisse, verveine, aigremoine, baie de genévrier, frêne, cassis, hysope:
1 tasse après les repas.

Crème pour la peau à la vitamine A.

Lotion à l'aloès sur les régions à traiter, le soir au coucher.

ALCOOLISME

Suggestions:

1) Se renseigner sur l'excellent mouvement des Alcooliques Anonymes (voir les Pages Jaunes).
2) Lire **Guérir votre foie.**
3) D'année en année, suivre le programme de suppléments alimentaires que voici:

6 premiers mois:

Tonique ami de la vésicule biliaire et du foie à base de boldo, artichaut, pissenlit:
40 gouttes dans un demi-verre d'eau au lever.

Suppléments de calcium et magnésium provenant de poudre d'os et de dolomite, accompagnés de prêle et luzerne:
1 comprimé avant chaque repas.

Supplément riche en vitamines du complexe B de source naturelle provenant de levure, foie déshydraté, pollen de fleur, huile de germe de blé:
2 comprimés à chaque repas.

Supplément de protéines avec enzymes digestifs:
3 comprimés avec les repas.

Tisane comprenant les plantes suivantes: bourdaine, boldo, prêle, chiendent, queue de cerise, reine-des-prés, réglisse, verveine, aigremoine, baie de genévrier, frêne, cassis, hysope:
1 tasse après les repas.

ALCOOLISME (suite)

6 mois suivants:

Extrait de radis noir et d'artichaut biologiques:
1 ampoule dans un jus de raisin 15 minutes avant le déjeuner.

Vitamine C 300 mg avec bioflavonoïdes:
1 comprimé après les repas.

Vitamine E 200 U.I. avec huile d'onagre:
1 capsule après les repas.

Zinc 10 mg:
1 comprimé par jour.

Supplément alimentaire contenant huile de carthame, huile d'onagre, huile de bourrache, huile de rose musquée du Chili:
1 capsule avant les repas.

Suppléments de calcium et magnésium provenant de poudre d'os et de dolomite, accompagnés de prêle et luzerne:
2 comprimés avant chaque repas.

Tisane comprenant les plantes suivantes: prêle, chiendent, frêne, queue de cerise, cassis, serpolet, genévrier, hysope, sureau:
1 tasse après les repas.

ALLAITEMENT MATERNEL

Suggestions:

1) Consommer des jus frais faits à l'extracteur à jus: 3 oz de jus de pomme et 3 oz de jus de carotte.
2) Bien insaliver les jus.
3) Consommer beaucoup de végétaux verts.
4) Consommer du poisson 3 fois par semaine.
5) Au coucher, prendre 2 c. à soupe de mélasse de la Barbade dans une tasse d'eau chaude.
6) Il est important de remplacer le sucre blanc par la mélasse de la Barbade.
7) Suivre le programme de suppléments alimentaires que voici:

Tonique revitalisant à base de levure, ginseng, fenugrec, algues marines, thym, romarin, chlorella:
1 c. à thé avant les repas.

Suppléments de calcium et magnésium provenant de poudre d'os et de dolomite, accompagnés de prêle et luzerne:
2 comprimés avant chaque repas.

Supplément alimentaire contenant huile de carthame, huile d'onagre, huile de bourrache, huile de rose musquée du Chili:
1 capsule avant les repas.

Supplément alimentaire d'algues d'eau douce provenant de spiruline et de chlorella:
2 comprimés à chaque repas.

Chlorophylle liquide:
1 c. à thé dans un verre d'eau ou de jus de fruit 2 à 3 fois par jour.

Infusion de fenouil:
1 tasse après chaque repas.

ALLERGIES

Suggestions:

1) Bain chaud le soir.
2) Éviter le sucre.
3) Supprimer les produits laitiers. Réduire les farineux.
4) Lire **Guérir votre foie.**
5) D'année en année, suivre le programme de suppléments alimentaires que voici:

6 premiers mois:

Extrait de radis noir et d'artichaut biologiques:
1 ampoule dans un jus de raisin 15 minutes avant le déjeuner.

Supplément alimentaire contenant huile de carthame, huile d'onagre, huile de bourrache, huile de rose musquée du Chili:
1 capsule avant les repas.

Magnésium liquide:
1 c. à thé dans du jus matin et soir.

Supplément alimentaire d'algues d'eau douce provenant de spiruline et de chlorella:
2 comprimés à chaque repas.

Vitamine C 300 mg avec bioflavonoïdes:
1 comprimé après les repas.

Tisane comprenant les plantes suivantes: bourdaine, boldo, prêle, chiendent, queue de cerise, reine-des-prés, réglisse, verveine, aigremoine, baie de genévrier, frêne, cassis, hysope:
1 tasse après les repas.

ALLERGIES (suite)

6 mois suivants:

Tonique ami de la vésicule biliaire et du foie à base de boldo, artichaut, pissenlit:
40 gouttes dans un demi-verre d'eau au lever.

Supplément riche en vitamines du complexe B de source naturelle provenant de levure, foie déshydraté, pollen de fleur, huile de germe de blé:
2 comprimés à chaque repas.

Supplément riche en vitamine A de source naturelle provenant de carotte, pissenlit, foie déshydraté, chou, épinard, persil, betterave, foie de poisson:
2 comprimés à chaque repas.

Supplément alimentaire d'algues d'eau douce provenant de spiruline et de chlorella:
2 comprimés à chaque repas.

Multivitamines et minéraux:
1 capsule 4 fois par jour.

Tisane comprenant les plantes suivantes: bourdaine, angélique, réglisse, boldo, verveine, reine-des-prés, aigremoine:
1 tasse après les repas.

Maladie d'ALZHEIMER
PRÉVENTION

Suggestions:

1) Éviter les casseroles d'aluminium pour la cuisson.
2) Éviter les antiacides contenant de l'aluminium.
3) Boire de l'eau pure.
4) Éviter le sucre.
5) Faire de l'exercice physique.
6) Suivre le programme de suppléments alimentaires que voici:

Supplément riche en vitamines du complexe B de source naturelle provenant de levure, foie déshydraté, pollen de fleur, huile de germe de blé:
2 comprimés à chaque repas.

Supplément alimentaire d'algues d'eau douce provenant de spiruline et de chlorella:
2 comprimés à chaque repas.

Lécithine et huile de carthame:
1 capsule à chaque repas.

Vitamine C 300 mg avec bioflavonoïdes:
1 comprimé après les repas.

Supplément riche en vitamine A de source naturelle provenant de carotte, pissenlit, foie déshydraté, chou, épinard, persil, betterave, foie de poisson:
2 comprimés à chaque repas.

Ensemble des plantes antioxydantes suivantes: poudre de curcuma, baume de citron, feuille de sauge, origan, échinacée, thym, champignon reishi, bioflavonoïdes, luzerne, gingembre, extrait de peau de raisin, extrait de pépin de raisin, écorce de pin:
1 capsule avec eau ou jus de fruit 2 à 3 fois par jour.

Maladie d'**ALZHEIMER** (suite)
PRÉVENTION

Tisane comprenant les plantes suivantes: fleur de camomille et de tilleul, fleur et feuille d'aubépine, feuille de menthe verte, fleur d'oranger, graine d'anis vert, herbe de mélisse et de pensée sauvage, feuille de verveine, racine de valériane:
1 tasse après les repas et au coucher.

AMYGDALITE

Suggestions:

1) Bain chaud.
2) Éviter le sucre.
3) Se gargariser avec 1 c. à thé de magnésium liquide dilué dans de l'eau.
4) Lire *Guérir votre foie.*
5) D'année en année, suivre le programme de suppléments alimentaires que voici:

6 premiers mois:

Tonique revitalisant à base de levure, ginseng, fenugrec, algues marines, thym, romarin, chlorella:
1 c. à thé avant les repas.

Ensemble des plantes suivantes: ménianthe, grand millet, gingembre, réglisse, persil, aunée, aigremoine, chicorée sauvage:
1 comprimé après chaque repas.

Chlorophylle liquide:
1 c. à thé dans un verre d'eau ou de jus de fruit 2 à 3 fois par jour.

Magnésium liquide:
1 c. à thé dans du jus au lever et au coucher.

Vitamine C 300 mg avec bioflavonoïdes:
1 comprimé aux 3 heures.

Tisane comprenant les plantes suivantes: bourdaine, angélique, réglisse, boldo, verveine, reine-des-prés, aigremoine:
1 tasse après les repas.

AMYGDALITE (suite)

6 mois suivants:

Extrait de radis noir et d'artichaut biologiques:
1 ampoule dans un jus de raisin 15 minutes avant le déjeuner.

Supplément alimentaire contenant poudre d'ail, rutine, persil, l'hydraste, passiflore, valériane:
1 comprimé 3 fois par jour.

Magnésium liquide:
1 c. à thé dans du jus au lever et au coucher.

Vitamine C 300 mg avec bioflavonoïdes:
1 comprimé après les repas.

Supplément riche en vitamine A de source naturelle provenant de carotte, pissenlit, foie déshydraté, chou, épinard, persil, betterave, foie de poisson:
2 comprimés à chaque repas.

Jus d'échinacée biologique:
1 ampoule dans un peu d'eau ou de jus de fruit à jeun le matin, durant un mois. Arrêter un mois et recommencer.

ANÉMIE

Suggestions:

1) Sieste d'une demi-heure après chaque repas.
2) Bouillotte d'eau chaude sur le foie.
3) Repos.
4) Dormir 10 heures par jour.
5) Éviter café, thé, boissons gazeuses, alcool.
6) Faire de l'exercice physique.
7) Prendre du soleil.
8) Lire *Guérir votre foie.*
9) D'année en année, suivre le programme de suppléments alimentaires que voici:

6 premiers mois:

Ensemble des plantes suivantes: mélisse, mauve, bourdaine, cascara, épine-vinette, guimauve, menthe:
1 comprimé après chaque repas.

Gelée royale et propolis:
1 ampoule dans du jus ou de l'eau, à jeun le matin, durant un mois.

Tonique revitalisant à base de levure, ginseng, fenugrec, algues marines, thym, romarin, chlorella:
1 c. à thé avant les repas.

Supplément riche en vitamines du complexe B de source naturelle provenant de levure, foie déshydraté, pollen de fleur, huile de germe de blé:
2 comprimés à chaque repas.

Supplément alimentaire d'algues d'eau douce provenant de spiruline et de chlorella:
2 comprimés à chaque repas.

ANÉMIE (suite)

Tisane comprenant les plantes suivantes: bourdaine, boldo, prêle, chiendent, queue de cerise, reine-des-prés, réglisse, verveine, aigremoine, baie de genévrier, frêne, cassis, hysope:
1 tasse après les repas.

6 mois suivants:

Ensemble des plantes suivantes: ménianthe, grand millet, gingembre, réglisse, persil, aunée, aigremoine, chicorée sauvage:
1 comprimé après chaque repas.

Jus de betterave biologique:
1 ampoule dans un peu d'eau, à jeun le matin.

Vitamine C 300 mg avec bioflavonoïdes:
1 comprimé après les repas.

Chlorophylle liquide:
1 c. à thé dans un verre d'eau ou de jus de fruit 2 à 3 fois par jour.

Supplément alimentaire contenant huile de carthame, huile d'onagre, huile de bourrache, huile de rose musquée du Chili:
1 capsule avant les repas.

Tisane comprenant les plantes suivantes: bourdaine, angélique, réglisse, boldo, verveine, reine-des-prés, aigremoine:
1 tasse après les repas.

Prendre 1 c. à soupe de mélasse du raffineur (Blackstrap) 2 fois par jour.

ANGINE DE POITRINE

Suggestions:

1) Éviter les fritures et le gras animal.
2) Éviter le sucre.
3) Prendre des respirations profondes.
4) Marche quotidienne.
5) Dormir 10 heures par jour.
6) Supprimer le tabagisme.
7) Éviter l'obésité.
8) Lire *Le coeur et l'alimentation.*
9) D'année en année, suivre le programme de suppléments alimentaires que voici:

6 premiers mois:

Extrait de radis noir et d'artichaut biologiques:
1 ampoule dans un jus de raisin 15 minutes avant le déjeuner.

Ensemble des plantes suivantes: ménianthe, grand millet, gingembre, réglisse, persil, aunée, aigremoine, chicorée sauvage:
1 comprimé après chaque repas.

Lécithine et huile de carthame:
1 capsule à chaque repas.

Suppléments de calcium et magnésium provenant de poudre d'os et de dolomite, accompagnés de prêle et luzerne:
2 comprimés avant chaque repas.

Vitamine E 200 U.I. et huile d'onagre:
1 capsule avec les repas et au coucher.

Supplément riche en vitamines du complexe B de source naturelle provenant de levure, foie déshydraté, pollen de fleur, huile de germe de blé:
2 comprimés à chaque repas.

ANGINE DE POITRINE (suite)

Supplément alimentaire contenant huile de carthame, huile d'onagre, huile de bourrache, huile de rose musquée du Chili:
1 capsule avant les repas.

Tisane comprenant les plantes suivantes: bourdaine, angélique, réglisse, boldo, verveine, reine-des-prés, aigremoine:
1 tasse après les repas et au coucher.

6 mois suivants:

Tonique ami de la vésicule biliaire et du foie à base de boldo, artichaut, pissenlit:
40 gouttes dans un demi-verre d'eau au lever.

Magnésium liquide:
1 c. à thé dans du jus au lever.

Vitamine C 300 mg avec bioflavonoïdes:
1 comprimé après les repas.

Lécithine et huile de carthame:
1 capsule à chaque repas.

Vitamine E 200 U.I. et huile d'onagre:
1 capsule après les repas.

Supplément riche en vitamine A de source naturelle provenant de carotte, pissenlit, foie déshydraté, chou, épinard, persil, betterave, foie de poisson:
2 comprimés à chaque repas.

Supplément alimentaire contenant huile de lin, huile de saumon, huile de poisson:
1 capsule avant chaque repas.

Tisane comprenant les plantes suivantes: bourdaine, boldo, prêle, chiendent, queue de cerise, reine-des-prés, réglisse, verveine, aigremoine, baie de genévrier, frêne, cassis, hysope:
1 tasse après les repas.

ANXIÉTÉ

Suggestions:

1) Éviter le sucre.
2) Bain chaud le soir.
3) Marche quotidienne.
4) Supprimer les aliments acidifiants (voir page 27).
5) Supprimer les stimulants: thé, café, chocolat, épices, etc.
6) Lire *Les vitamines naturelles.*
7) Suivre le programme de suppléments alimentaires que voici:

Magnésium liquide:
1 c. à thé dans du jus le matin.

Tonique revitalisant à base de levure, ginseng, fenugrec, algues marines, thym, romarin, chlorella:
1 c. à thé avant les repas.

Supplément riche en vitamines du complexe B de source naturelle provenant de levure, foie déshydraté, pollen de fleur, huile de germe de blé:
2 comprimés à chaque repas.

Suppléments de calcium et magnésium provenant de poudre d'os et de dolomite, accompagnés de prêle et luzerne:
2 comprimés avant chaque repas.

Supplément alimentaire contenant huile de carthame, huile d'onagre, huile de bourrache, huile de rose musquée du Chili:
1 capsule avant les repas.

Ensemble des plantes antioxydantes suivantes: poudre de curcuma, baume de citron, feuille de sauge, origan,

ANXIÉTÉ (suite)

échinacée, thym, champignon reishi, bioflavonoïdes, luzerne, gingembre, extrait de peau de raisin, extrait de pépin de raisin, écorce de pin:
1 capsule avec eau ou jus de fruit 2 à 3 fois par jour.

Tisane comprenant les plantes suivantes: fleur de camomille et de tilleul, fleur et feuille d'aubépine, feuille de menthe verte, fleur d'oranger, graine d'anis vert, herbe de mélisse et de pensée sauvage, feuille de verveine, racine de valériane:
1 tasse après les repas et au coucher.

ARTÉRIOSCLÉROSE

Suggestions:

1) Éviter le gras animal.
2) Supprimer les fritures.
3) Éviter sel, sucre blanc, farine blanche.
4) Consommer beaucoup de fruits et légumes frais.
5) Attention à l'alcool et au tabac.
6) Marche quotidienne.
7) Lire *Le coeur et l'alimentation*.
8) D'année en année, suivre le programme de suppléments alimentaires que voici:

6 premiers mois:

Extrait de radis noir et d'artichaut biologiques:
1 ampoule dans un jus de raisin 15 minutes avant le déjeuner.

Ensemble des plantes suivantes: mélisse, mauve, bourdaine, cascara, épine-vinette, guimauve, menthe:
1 comprimé après chaque repas.

Supplément riche en vitamine A de source naturelle
provenant de carotte, pissenlit, foie déshydraté, chou,
épinard, persil, betterave, foie de poisson:
2 comprimés à chaque repas.

Vitamine C 300 mg avec bioflavonoïdes:
1 comprimé après les repas.

Supplément alimentaire contenant poudre d'ail, rutine,
persil, l'hydraste, passiflore, valériane:
1 comprimé 3 fois par jour.

Ensemble des plantes antioxydantes suivantes: poudre
de curcuma, baume de citron, feuille de sauge, origan,
échinacée, thym, champignon reishi, bioflavonoïdes,
luzerne, gingembre, extrait de peau de raisin, extrait de
pépin de raisin, écorce de pin:
1 capsule avec eau ou jus de fruit 2 à 3 fois par jour.

ARTÉRIOSCLÉROSE (suite)

Supplément alimentaire contenant huile de carthame, huile d'onagre, huile de bourrache, huile de rose musquée du Chili:
1 capsule avant les repas.

Tisane comprenant les plantes suivantes: bourdaine, boldo, prêle, chiendent, queue de cerise, reine-des-prés, réglisse, verveine, aigremoine, baie de genévrier, frêne, cassis, hysope:
1 tasse après les repas et au coucher.

6 mois suivants:

Tonique ami de la vésicule biliaire et du foie à base de boldo, artichaut, pissenlit:
40 gouttes dans un demi-verre d'eau au lever.

Ensemble des plantes suivantes: ménianthe, grand millet, gingembre, réglisse, persil, aunée, aigremoine, chicorée sauvage:
1 comprimé après chaque repas.

Supplément alimentaire contenant huile de lin, huile de saumon, huile de poisson:
1 capsule avant chaque repas.

Ensemble des plantes antioxydantes suivantes: poudre de curcuma, baume de citron, feuille de sauge, origan, échinacée, thym, champignon reishi, bioflavonoïdes, luzerne, gingembre, extrait de peau de raisin, extrait de pépin de raisin, écorce de pin:
1 capsule avec eau ou jus de fruit 2 à 3 fois par jour.

Supplément alimentaire contenant huile de carthame, huile d'onagre, huile de bourrache, huile de rose musquée du Chili:
1 capsule avant les repas.

Tisane comprenant les plantes suivantes: bourdaine, angélique, réglisse, boldo, verveine, reine-des-prés, aigremoine:
1 tasse après les repas.

ARTHRITE

Suggestions:

1) 3 repas de viande par semaine.
2) Réduire la consommation de fromage, légumineuses, noix.
3) Éviter avoine, café, thé, chocolat.
4) Éviter le sucre.
5) Bain chaud le soir.
6) D'année en année, suivre le programme de suppléments alimentaires que voici:

6 premiers mois:

Extrait de radis noir et d'artichaut biologiques:
1 ampoule dans un jus de raisin 15 minutes avant le déjeuner.

Aubier de tilleul sauvage:
2 verres de 6 oz d'eau d'aubier par jour.

Jus de griffe du diable:
1 ampoule dans un peu de jus à jeun le matin, 20 jours par mois.

Suppléments de calcium et magnésium provenant de poudre d'os et de dolomite, accompagnés de prêle et luzerne:
2 comprimés avant chaque repas.

Magnésium liquide:
1 c. à thé dans du jus au lever.

Supplément alimentaire contenant huile de lin, huile de saumon, huile de poisson:
1 capsule avant chaque repas.

Reine-des-prés 400 mg:
1 capsule 3 fois par jour.

ARTHRITE (suite)

Tisane comprenant les plantes suivantes: frêne, gui, cassis, reine-des-prés, géranium Robert, pissenlit, verveine, mille-feuille, consoude, hysope:
1 tasse après les repas.

6 mois suivants:

Jus de bouleau biologique:
1 ampoule à jeun le matin.

Jus de griffe du diable:
1 ampoule dans un peu de jus à jeun le matin, 20 jours par mois.

Supplément alimentaire contenant huile de carthame, huile d'onagre, huile de bourrache, huile de rose musquée du Chili:
1 capsule avant les repas.

Vitamine E 400 U.I. et sélénium:
1 comprimé par jour.

Gelée royale et propolis:
1 ampoule dans du jus ou de l'eau, à jeun le matin.

Tisane comprenant les plantes suivantes: bourdaine, boldo, prêle, chiendent, queue de cerise, reine-des-prés, réglisse, verveine, aigremoine, baie de genévrier, frêne, cassis, hysope:
1 tasse après les repas.

ARTHROSE

Suggestions:

1) Éviter thé, café, boissons gazeuses.
2) Réduire la consommation de viande.
3) Éviter le sucre.
4) Faire de l'exercice physique.
5) Suivre le programme de suppléments alimentaires que voici:

Jus de bouleau biologique:
1 ampoule dans un peu d'eau le matin.

Ensemble des plantes suivantes: boldo, artichaut, pissenlit dans une base de levure, de poudre de petit lait et de lécithine:
1 comprimé après chaque repas.

Supplément riche en vitamines du complexe B de source naturelle provenant de levure, foie déshydraté, pollen de fleur, huile de germe de blé:
2 comprimés à chaque repas.

Supplément alimentaire d'algues d'eau douce provenant de spiruline et de chlorella:
2 comprimés à chaque repas.

Vitamine C 300 mg avec bioflavonoïdes:
1 comprimé après les repas.

Tisane comprenant les plantes suivantes: bourdaine, boldo, prêle, chiendent, queue de cerise, reine-des-prés, réglisse, verveine, aigremoine, baie de genévrier, frêne, cassis, hysope:
1 tasse après les repas.

ASTHME

Suggestions:

1) Éviter le sucre.
2) Supprimer les produits laitiers. Réduire les farineux.
3) Attention aux aliments contenant du glutamate monosodique et des sulfites.
4) Bain chaud le soir.
5) Marche quotidienne.
6) Apprendre à relaxer.
7) Attention au tabagisme.
8) Lire *Guérir votre foie.*
9) D'année en année, suivre le programme de suppléments alimentaires que voici:

6 premiers mois:

Extrait de radis noir et d'artichaut biologiques:
1 ampoule dans un jus de raisin 15 minutes avant le déjeuner.

Ensemble des plantes suivantes: mélisse, mauve, bourdaine, cascara, épine-vinette, guimauve, menthe:
1 comprimé après chaque repas.

Magnésium liquide:
1 c. à thé dans du jus au lever et au coucher.

Supplément alimentaire contenant poudre d'ail, rutine, persil, l'hydraste, passiflore, valériane:
1 comprimé 3 fois par jour.

Ensemble des plantes antioxydantes suivantes: poudre de curcuma, baume de citron, feuille de sauge, origan, échinacée, thym, champignon reishi, bioflavonoïdes, luzerne, gingembre, extrait de peau de raisin, extrait de pépin de raisin, écorce de pin:
1 capsule avec eau ou jus de fruit 2 à 3 fois par jour.

ASTHME (suite)

Tonique ami du système respiratoire à base de pin blanc, cerisier sauvage, nard américain, bourgeon de peuplier, sanguinaire:
1 c. à thé aux 3 heures ou au besoin.

Tisane comprenant les plantes suivantes: bourrache, thym, bouillon blanc, lierre terrestre, racine d'aunée, capillaire, violette:
1 tasse entre les repas et au coucher.

6 mois suivants:

Ensemble des plantes suivantes: boldo, artichaut, pissenlit dans une base de levure, de poudre de petit lait et de lécithine:
1 comprimé après chaque repas.

Vitamine C 300 mg avec bioflavonoïdes:
1 comprimé après les repas.

Zinc 10 mg:
1 comprimé par jour.

Supplément riche en vitamines du complexe B de source naturelle provenant de levure, foie déshydraté, pollen de fleur, huile de germe de blé:
2 comprimés à chaque repas.

Supplément riche en vitamine A de source naturelle provenant de carotte, pissenlit, foie déshydraté, chou, épinard, persil, betterave, foie de poisson:
2 comprimés à chaque repas.

Vitamine E 200 U.I. et huile d'onagre:
1 capsule après les repas.

Gomme de sapin:
1 capsule 3 à 4 fois par jour.

Tisane comprenant les plantes suivantes: bourrache, thym, bouillon blanc, lierre terrestre, racine d'aunée, capillaire, violette:
1 tasse entre les repas.

BRONCHITE

Suggestions:

1) Éviter le sucre.
2) Supprimer les produits laitiers. Réduire les farineux.
3) Attention au tabagisme.
4) Bain chaud le soir.
5) Lire *Guérir votre foie.*
6) Suivre le programme de supplément alimentaire que voici:

Extrait de radis noir et d'artichaut biologiques:
1 ampoule dans un jus de raisin 15 minutes avant le déjeuner.

Ensemble des plantes suivantes: ménianthe, grand millet, gingembre, réglisse, persil, aunée, aigremoine, chicorée sauvage:
1 comprimé après chaque repas.

Supplément alimentaire contenant poudre d'ail, rutine, persil, l'hydraste, passiflore, valériane:
1 comprimé 3 fois par jour.

Vitamine C 300 mg avec bioflavonoïdes:
1 comprimé après les repas.

Vitamine E 200 U.I. et huile d'onagre:
1 capsule après les repas.

Tonique ami du système respiratoire à base de pin blanc, cerisier sauvage, nard américain, bourgeon de peuplier, sanguinaire:
1 c. à thé aux 3 heures ou au besoin.

BRONCHITE (suite)

Ensemble des plantes antioxydantes suivantes: poudre de curcuma, baume de citron, feuille de sauge, origan, échinacée, thym, champignon reishi, bioflavonoïdes, luzerne, gingembre, extrait de peau de raisin, extrait de pépin de raisin, écorce de pin:
1 capsule avec eau ou jus de fruit 2 à 3 fois par jour.

Tisane comprenant les plantes suivantes: bourrache, thym, bouillon blanc, lierre terrestre, racine d'aunée, capillaire, violette:
1 tasse après les repas.

BRÛLURES D'ESTOMAC

Suggestions:

1) Éviter les aliments acidifiants (voir page 27).
2) Mastiquer lentement, 20 à 30 fois par bouchée.
3) Apprendre à relaxer.
4) Attention au tabagisme.
5) Lire *Guérir votre foie.*
6) D'année en année, suivre le programme de suppléments alimentaires que voici:

6 premiers mois:

Extrait de radis noir et d'artichaut biologiques:
1 ampoule dans un jus de raisin 15 minutes avant le déjeuner.

Jus de chou biologique:
1 ampoule dans un peu d'eau, à jeun le matin.

Poudre antiacide naturiste à base de protéine de soya, cosse de psyllium, poudre de bouleau, algues marines, yogourt:
1 c. à table après les repas au besoin.

Luzerne de culture biologique:
2 comprimés à chaque repas.

Ensemble des plantes suivantes: mélisse, mauve, bourdaine, cascara, épine-vinette, guimauve, menthe:
1 comprimé après chaque repas.

Tisane comprenant les plantes suivantes: bourdaine, boldo, prêle, chiendent, queue de cerise, reine-des-prés, réglisse, verveine, aigremoine, baie de genévrier, frêne, cassis, hysope:
1 tasse après les repas.

BRÛLURES D'ESTOMAC (suite)

6 mois suivants:

Tonique ami de la vésicule biliaire et du foie à base de boldo, artichaut, pissenlit:
40 gouttes dans un demi-verre d'eau au lever.

Jus de chou biologique:
1 ampoule dans un peu d'eau, à jeun le matin.

Ensemble des plantes suivantes: ménianthe, grand millet, gingembre, réglisse, persil, aunée, aigremoine, chicorée sauvage:
1 comprimé après chaque repas.

Ensemble des plantes antioxydantes suivantes: poudre de curcuma, baume de citron, feuille de sauge, origan, échinacée, thym, champignon reishi, bioflavonoïdes, luzerne, gingembre, extrait de peau de raisin, extrait de pépin de raisin, écorce de pin:
1 capsule avec eau ou jus de fruit 2 à 3 fois par jour.

Aubier de tilleul:
1 capsule à chaque repas.

Tisane comprenant les plantes suivantes: bourdaine, angélique, réglisse, boldo, verveine, reine-des-prés, aigremoine:
1 tasse après les repas.

BURSITE

Suggestions:

1) Éviter les aliments acidifiants (voir page 27).
2) Éviter le sucre.
3) Bain chaud au coucher.
4) Lire **Guérir votre foie.**
5) Suivre le programme de suppléments alimentaires que voici:

Jus de bouleau biologique:
1 ampoule dans un peu d'eau le matin.

Suppléments de calcium et magnésium provenant de poudre d'os et de dolomite, accompagnés de prêle et luzerne:
1 comprimé avant chaque repas.

Supplément riche en vitamine A de source naturelle provenant de carotte, pissenlit, foie déshydraté, chou, épinard, persil, betterave, foie de poisson:
2 comprimés à chaque repas.

Ensemble des plantes antioxydantes suivantes: poudre de curcuma, baume de citron, feuille de sauge, origan, échinacée, thym, champignon reishi, bioflavonoïdes, luzerne, gingembre, extrait de peau de raisin, extrait de pépin de raisin, écorce de pin:
1 capsule avec eau ou jus de fruit 2 à 3 fois par jour.

Vitamine C 300 mg avec bioflavonoïdes:
1 comprimé après les repas.

Magnésium liquide:
1 c. à thé dans du jus au lever.

Aubier de tilleul sauvage:
4 tasses par jour.

Cataplasme d'argile grise tous les soirs.

CALCULS BILIAIRES

Suggestions:

1) Éviter le gras animal.
2) Éviter le sucre.
3) Usage modéré des produits laitiers et des oeufs.
   Éviter fromages gras, crème, lait non écrémé.
4) Consommer beaucoup de fruits et légumes frais.
5) Faire de l'exercice physique.
6) Lire **_Guérir votre foie._**
7) D'année en année, suivre le programme de suppléments alimentaires que voici:

6 premiers mois:

Vitamine C 300 mg avec bioflavonoïdes:
1 comprimé après les repas.

Supplément riche en vitamine A de source naturelle provenant de carotte, pissenlit, foie déshydraté, chou, épinard, persil, betterave, foie de poisson:
2 comprimés à chaque repas.

Lécithine et huile de carthame:
1 capsule à chaque repas.

Tonique ami de la vésicule biliaire et du foie à base de boldo, artichaut, pissenlit:
20 gouttes dans un demi-verre d'eau matin et soir.

Chardon Marie:
1 capsule avec eau ou jus de fruit 2 à 3 fois par jour.

Tisane comprenant les plantes suivantes: bourdaine, angélique, réglisse, boldo, verveine, reine-des-prés, aigremoine:
1 tasse après les repas.

CALCULS BILIAIRES (suite)

6 mois suivants:

Jus de betterave biologique:
1 ampoule dans un peu d'eau, à jeun le matin.

Ensemble des plantes suivantes: boldo, artichaut, pissenlit dans une base de levure, de poudre de petit lait et de lécithine:
1 comprimé après chaque repas.

Magnésium liquide:
1 c. à thé dans un peu de jus le matin.

Lécithine et huile de carthame:
1 capsule à chaque repas.

Chardon Marie:
1 capsule avec eau ou jus de fruit 2 à 3 fois par jour.

Vitamine C 300 mg avec bioflavonoïdes:
1 comprimé après les repas.

Tisane comprenant les plantes suivantes: bourdaine, boldo, prêle, chiendent, queue de cerise, reine-des-prés, réglisse, verveine, aigremoine, baie de genévrier, frêne, cassis, hysope:
1 tasse après les repas.

CALCULS RÉNAUX

Suggestions:

1) Boire plus d'eau; favoriser l'eau distillée.
2) Consommer moins d'aliments riches en protéines.
3) Éviter les aliments riches en acide oxalique: épinard, rhubarbe, amande, persil, noix de cajou, feuille de betterave, thé, chocolat.
4) Réduire le sel.
5) Éviter le sucre.
6) Consommer plus d'aliments riches en fibres.
7) Suivre le programme de suppléments alimentaires que voici:

Ensemble des plantes suivantes: persil, pyrole ombellée, busserole, carotte sauvage, chiendent, pariétaire, buchu, guimauve, cascara:
1 comprimé après chaque repas.

Supplément riche en vitamines du complexe B de source naturelle provenant de levure, foie déshydraté, pollen de fleur, huile de germe de blé:
2 comprimés à chaque repas.

Supplément riche en vitamine A de source naturelle provenant de carotte, pissenlit, foie déshydraté, chou, épinard, persil, betterave, foie de poisson:
2 comprimés à chaque repas.

Vitamine C 300 mg avec bioflavonoïdes:
1 comprimé après les repas.

Magnésium liquide:
1 c. à thé dans du jus le matin.

Tisane comprenant les plantes suivantes: prêle, chiendent, frêne, queue de cerise, cassis, serpolet, genévrier, hysope, sureau:
1 tasse après les repas.

CANCER
PRÉVENTION

Suggestions:

1) Augmenter la consommation de fibres alimentaires.
2) Réduire le gras animal.
3) Éviter le sucre.
4) Faire de l'exercice physique.
5) Abandonner le tabac.
6) Ne pas abuser de l'alcool.
7) Éviter les coups de soleil.
8) Éviter les viandes de salaison et produits fumés.
9) Suivre le programme de suppléments alimentaires que voici:

Gelée royale et propolis:
1 ampoule dans du jus ou de l'eau, à jeun le matin.

Supplément alimentaire d'algues d'eau douce provenant de spiruline et de chlorella:
2 comprimés à chaque repas.

Supplément riche en vitamines du complexe B de source naturelle provenant de levure, foie déshydraté, pollen de fleur, huile de germe de blé:
2 comprimés à chaque repas.

Vitamine C 300 mg avec bioflavonoïdes:
1 comprimé après les repas.

Supplément riche en vitamine A de source naturelle provenant de carotte, pissenlit, foie déshydraté, chou, épinard, persil, betterave, foie de poisson:
2 comprimés à chaque repas.

Jus de bouleau biologique:
1 ampoule dans un peu d'eau le matin.

Ensemble des plantes antioxydantes suivantes: poudre de curcuma, baume de citron, feuille de sauge, origan, échinacée, thym, champignon reishi, bioflavonoïdes, luzerne, gingembre, extrait de peau de raisin, extrait de pépin de raisin, écorce de pin:
1 capsule avec eau ou jus de fruit 2 à 3 fois par jour.

Supplément alimentaire contenant poudre d'ail, rutine, persil, l'hydraste, passiflore, valériane:
1 comprimé 3 fois par jour.

Tisane comprenant les plantes suivantes: bourdaine, boldo, prêle, chiendent, queue de cerise, reine-des-prés, réglisse, verveine, aigremoine, baie de genévrier, frêne, cassis, hysope:
1 tasse après les repas.

CANDIDA ALBICANS

Suggestions:

1) Éviter de faire appel aux antibiotiques à propos de tout et de rien.
2) Consommer plus d'aliments riches en fibres et en hydrates de carbone complexes.
3) Supprimer la consommation de lait. Mettre l'accent sur le yogourt.
4) Suivre le programme de suppléments alimentaires que voici:

Vitamine C 300 mg avec bioflavonoïdes:
1 comprimé après les repas.

Supplément alimentaire contenant poudre d'ail, rutine, persil, l'hydraste, passiflore, valériane:
1 comprimé 3 fois par jour.

Ensemble des plantes antioxydantes suivantes: poudre de curcuma, baume de citron, feuille de sauge, origan, échinacée, thym, champignon reishi, bioflavonoïdes, luzerne, gingembre, extrait de peau de raisin, extrait de pépin de raisin, écorce de pin:
1 capsule avec eau ou jus de fruit 2 à 3 fois par jour.

Extrait de semence et de pulpe de pamplemousse:
2 à 3 gouttes dans un peu d'eau 2 fois par jour.

Supplément alimentaire d'algues d'eau douce provenant de spiruline et de chlorella:
2 comprimés à chaque repas.

Supplément riche en vitamine A de source naturelle provenant de carotte, pissenlit, foie déshydraté, chou, épinard, persil, betterave, foie de poisson:
2 comprimés à chaque repas.

Tisane comprenant les plantes suivantes: bourdaine, angélique, réglisse, boldo, verveine, reine-des-prés, aigremoine:
1 tasse après les repas.

CARIE DENTAIRE

Suggestions:

1) Éviter le sucre.
2) Éviter les aliments acidifiants (voir page 27).
3) Se brosser les dents après chaque repas et au coucher avec une pâte dentifrice naturiste.
4) Suivre le programme de suppléments alimentaires que voici:

Suppléments de calcium et magnésium provenant de poudre d'os et de dolomite, accompagnés de prêle et luzerne:
1 comprimé avant chaque repas.

Magnésium liquide:
1 c. à thé dans du jus matin et soir.

Zinc 10 mg:
1 comprimé par jour.

Vitamine C 300 mg avec bioflavonoïdes:
1 comprimé après les repas.

Tisane comprenant les plantes suivantes: bourdaine, boldo, prêle, chiendent, queue de cerise, reine-des-prés, réglisse, verveine, aigremoine, baie de genévrier, frêne, cassis, hysope:
1 tasse après les repas.

CATARACTE

Suggestions:

1) Boire du jus de carotte frais 2 à 3 fois par jour.
2) Attention aux aliments acidifiants (voir page 27).
3) Éviter le tabagisme.
4) Consommer plus de fruits et légumes frais.
5) Lire *Guérir votre foie.*
6) D'année en année, suivre le programme de suppléments alimentaires que voici:

6 premiers mois:

Extrait de radis noir et d'artichaut biologiques:
1 ampoule dans un jus de raisin 15 minutes avant le
déjeuner.

Tonique dépuratif à base des plantes suivantes: bardane,
busserole, chiendent, berberis, bourrache, bruyère,
sureau, gentiane, prêle, reine-des-prés, sauge, cascara
sagrada:
1 à 2 c. à thé avant chaque repas.

Vitamine E 200 U.I. et huile d'onagre:
1 capsule après les repas.

Supplément riche en vitamine A de source naturelle
provenant de carotte, pissenlit, foie déshydraté, chou,
épinard, persil, betterave, foie de poisson:
2 comprimés à chaque repas.

Ensemble des plantes antioxydantes suivantes: poudre
de curcuma, baume de citron, feuille de sauge, origan,
échinacée, thym, champignon reishi, bioflavonoïdes,
luzerne, gingembre, extrait de peau de raisin, extrait de
pépin de raisin, écorce de pin:
1 capsule avec eau ou jus de fruit 2 à 3 fois par jour.

Tisane comprenant les plantes suivantes: bourdaine,
boldo, prêle, chiendent, queue de cerise, reine-des-prés,
réglisse, verveine, aigremoine, baie de genévrier, frêne,
cassis, hysope:
1 tasse après les repas.

CATARACTE (suite)

6 mois suivants:

Tonique ami de la vésicule biliaire et du foie à base de boldo, artichaut, pissenlit:
40 gouttes dans un demi-verre d'eau au lever.

Supplément riche en vitamines du complexe B de source naturelle provenant de levure, foie déshydraté, pollen de fleur, huile de germe de blé:
2 comprimés à chaque repas.

Ensemble des vitamines antioxydantes et minéraux suivants: bêta-carotène, vitamine C, vitamine E, zinc, sélénium, chromium:
1 capsule avec de l'eau après les repas, 2 fois par jour.

Supplément alimentaire contenant huile de lin, huile de saumon, huile de poisson:
1 capsule avant chaque repas.

Ensemble des plantes antioxydantes suivantes: poudre de curcuma, baume de citron, feuille de sauge, origan, échinacée, thym, champignon reishi, bioflavonoïdes, luzerne, gingembre, extrait de peau de raisin, extrait de pépin de raisin, écorce de pin:
1 capsule avec eau ou jus de fruit 2 à 3 fois par jour.

Tisane comprenant les plantes suivantes: bourdaine, angélique, réglisse, boldo, verveine, reine-des-prés, aigremoine:
1 tasse après les repas.

CELLULITE

Suggestions:

1) Attention au sel.
2) Éliminer les aliments acidifiants (voir page 27).
3) Éviter le sucre.
4) Consommer plus de fruits et légumes frais.
5) Faire de l'exercice physique.
6) Lire **Guérir votre foie.**
7) D'année en année, suivre le programme de suppléments alimentaires que voici:

6 premiers mois:

Supplément riche en vitamine A de source naturelle provenant de carotte, pissenlit, foie déshydraté, chou, épinard, persil, betterave, foie de poisson:
2 comprimés à chaque repas.

Tonique dépuratif à base des plantes suivantes: bardane, busserole, chiendent, berberis, bourrache, bruyère, sureau, gentiane, prêle, reine-des-prés, sauge, cascara sagrada:
1 à 2 c. à thé avant chaque repas.

Magnésium liquide:
1 c. à thé dans du jus au lever.

Vitamine C 300 mg avec bioflavonoïdes:
1 comprimé après les repas.

Tisane comprenant les plantes suivantes: prêle, chiendent, frêne, queue de cerise, cassis, serpolet, genévrier, hysope, sureau:
1 tasse après les repas.

Applications locales:

Massage avec gel amincissant aux algues et gant de crin.

Exercices physiques appropriés.

CELLULITE (suite)

6 mois suivants:

Ensemble des plantes antioxydantes suivantes: poudre de curcuma, baume de citron, feuille de sauge, origan, échinacée, thym, champignon reishi, bioflavonoïdes, luzerne, gingembre, extrait de peau de raisin, extrait de pépin de raisin, écorce de pin:
1 capsule avec eau ou jus de fruit 2 à 3 fois par jour.

Tonique ami de la vésicule biliaire et du foie à base de boldo, artichaut, pissenlit:
40 gouttes dans un demi-verre d'eau au lever.

Tonique dépuratif à base des plantes suivantes: busserole, camomille, salsepareille, patience, pissenlit, bardane, cascara sagrada, sauge:
1 c. à soupe avant ou après les repas.

Magnésium liquide:
1 c. à thé dans du jus le matin.

Vitamine C 300 mg avec bioflavonoïdes:
1 comprimé après les repas.

Supplément alimentaire d'algues d'eau douce provenant de spiruline et de chlorella:
2 comprimés à chaque repas.

Tisane comprenant les plantes suivantes: bourdaine, boldo, prêle, chiendent, queue de cerise, reine-des-prés, réglisse, verveine, aigremoine, baie de genévrier, frêne, cassis, hysope:
1 tasse après les repas.

Applications locales:

Massage avec gel amincissant aux algues et gant de crin.

Exercices physiques appropriés.

CHEVEUX GRAS

Suggestions:

1) Utiliser un shampoing naturiste à l'argile.
2) Utiliser un revitalisant naturiste.
3) Éviter le gras animal et les fritures.
4) Éviter les fromages gras et la crème.
5) Consommer plus de fruits et légumes frais.
6) Lire **Guérir votre foie.**
7) Suivre le programme de suppléments alimentaires que voici:

Tonique ami de la vésicule biliaire et du foie à base de boldo, artichaut, pissenlit:
40 gouttes dans un demi-verre d'eau au lever.

Supplément riche en vitamines du complexe B de source naturelle provenant de levure, foie déshydraté, pollen de fleur, huile de germe de blé:
2 comprimés à chaque repas.

Suppléments de calcium et magnésium provenant de poudre d'os et de dolomite, accompagnés de prêle et luzerne:
1 comprimé avant chaque repas.

Supplément alimentaire contenant huile de carthame, huile d'onagre, huile de bourrache, huile de rose musquée du Chili:
1 capsule avant les repas.

Tisane comprenant les plantes suivantes: bourdaine, angélique, réglisse, boldo, verveine, reine-des-prés, aigremoine:
1 tasse après les repas.

CHEVEUX SECS

Suggestions:

1) Utiliser un shampoing naturiste vitaminé.
2) Utiliser un revitalisant naturiste.
3) Se brosser les cheveux régulièrement.
4) Masser le cuir chevelu.
5) Supprimer alcool et tabac.
6) Lire **Guérir votre foie.**
7) Suivre le programme de suppléments alimentaires que voici:

Extrait de radis noir et d'artichaut biologiques:
1 ampoule dans un jus de raisin 15 minutes avant le déjeuner.

Lécithine et huile de carthame:
1 capsule après les repas du midi et du soir.

Supplément riche en vitamine A de source naturelle provenant de carotte, pissenlit, foie déshydraté, chou, épinard, persil, betterave, foie de poisson:
2 comprimés à chaque repas.

Levure de bière:
3 à 4 comprimés 4 à 5 fois par jour.

Supplément alimentaire contenant huile de carthame, huile d'onagre, huile de bourrache, huile de rose musquée du Chili:
1 capsule avant les repas.

Tisane comprenant les plantes suivantes: bourdaine, angélique, réglisse, boldo, verveine, reine-des-prés, aigremoine:
1 tasse après les repas.

CHOLESTÉROL
HYPERCHOLESTÉROLÉMIE

Suggestions:

1) Éviter les fritures et le gras animal.
2) Éviter le sucre.
3) Supprimer l'alcool.
4) Consommer des aliments riches en fibres: pomme, pomme de terre, flocons et son d'avoine, aubergine, psyllium.
5) Lire *Guérir votre foie.*
6) D'année en année, suivre le programme de suppléments alimentaires que voici:

6 premiers mois:

Extrait de radis noir et d'artichaut biologiques:
1 ampoule dans un jus de raisin 15 minutes avant le déjeuner.

Lécithine et huile de carthame:
1 capsule à chaque repas.

Vitamine C 300 mg avec bioflavonoïdes:
1 comprimé après les repas.

Vitamine E 200 U.I. et huile d'onagre:
1 capsule après les repas.

Supplément alimentaire contenant huile de lin, huile de saumon, huile de poisson:
1 capsule avant chaque repas.

Bactéries lactiques sans lait avec protection gastrique naturelle pour qu'elles se dissolvent dans l'intestin:
1 capsule avec de l'eau après les repas, 2 à 3 fois par jour.

Ensemble des plantes suivantes: mélisse, mauve, bourdaine, cascara, épine-vinette, guimauve, menthe:
1 comprimé après chaque repas.

Tisane comprenant les plantes suivantes: bourdaine,

angélique, réglisse, boldo, verveine, reine-des-prés, aigremoine:
1 tasse après les repas.

6 mois suivants:

Tonique ami de la vésicule biliaire et du foie à base de boldo, artichaut, pissenlit:
40 gouttes dans un demi-verre d'eau au lever.

Supplément riche en vitamines du complexe B de source naturelle provenant de levure, foie déshydraté, pollen de fleur, huile de germe de blé:
2 comprimés à chaque repas.

Ensemble des suppléments suivants: poudre de pamplemousse, levure de bière, lécithine de soya, vinaigre de cidre, varech:
1 ou 2 comprimés avant les repas.

Ensemble des vitamines antioxydantes et minéraux suivants: bêta-carotène, vitamine C, vitamine E, zinc, sélénium, chromium:
1 capsule avec de l'eau après les repas, 2 fois par jour.

Ensemble des plantes antioxydantes suivantes: poudre de curcuma, baume de citron, feuille de sauge, origan, échinacée, thym, champignon reishi, bioflavonoïdes, luzerne, gingembre, extrait de peau de raisin, extrait de pépin de raisin, écorce de pin:
1 capsule avec eau ou jus de fruit 2 à 3 fois par jour.

Supplément riche en fibres de source naturelle provenant d'avoine, pomme, pamplemousse:
2 comprimés avec un grand verre d'eau 15 minutes avant chaque repas.

Tisane comprenant les plantes suivantes: bourdaine, boldo, prêle, chiendent, queue de cerise, reine-des-prés, réglisse, verveine, aigremoine, baie de genévrier, frêne, cassis, hysope:
1 tasse après les repas.

CIRCULATION

Suggestions:

1) Réduire les farineux: pain, brioches, céréales.
2) Marche quotidienne de 30 minutes.
3) Bain chaud le soir.
4) Réduire les produits laitiers.
5) Aucune friture.
6) Lire *Guérir votre foie.*
7) D'année en année, suivre le programme de suppléments alimentaires que voici:

6 premiers mois:

Extrait de radis noir et d'artichaut biologiques:
1 ampoule dans un jus de raisin 15 minutes avant le déjeuner.

Ensemble des plantes suivantes: mélisse, mauve, bourdaine, cascara, épine-vinette, guimauve, menthe:
1 comprimé après chaque repas et 2 au coucher.

Supplément riche en vitamines du complexe B de source naturelle provenant de levure, foie déshydraté, pollen de fleur, huile de germe de blé:
2 comprimés à chaque repas.

Vitamine E 200 U.I. et huile d'onagre:
1 capsule après les repas.

Magnésium liquide:
1 c. à thé dans un demi-verre d'eau matin et soir.

Tisane comprenant les plantes suivantes: bourdaine, boldo, prêle, chiendent, queue de cerise, reine-des-prés, réglisse, verveine, aigremoine, baie de genévrier, frêne, cassis, hysope:
1 tasse après les repas.

CIRCULATION (suite)

6 mois suivants:

Tonique ami de la vésicule biliaire et du foie à base de boldo, artichaut, pissenlit:
40 gouttes dans un demi-verre d'eau au lever.

Supplément alimentaire d'algues d'eau douce provenant de spiruline et de chlorella:
2 comprimés à chaque repas.

Jus d'échinacée biologique:
1 ampoule dans un peu d'eau ou de jus de fruit à jeun le matin, durant un mois. Arrêter un mois et recommencer.

Chlorophylle liquide:
1 c. à thé dans un verre d'eau ou de jus de fruit 2 à 3 fois par jour.

Supplément alimentaire contenant poudre d'ail, rutine, persil, l'hydraste, passiflore, valériane:
1 comprimé 3 fois par jour.

Multivitamines et minéraux:
1 capsule à chaque repas et au coucher.

Tisane comprenant les plantes suivantes: bourdaine, angélique, réglisse, boldo, verveine, reine-des-prés, aigremoine:
1 tasse après les repas.

CIRRHOSE DU FOIE

Suggestions:

1) S'abstenir définitivement de toute boisson alcoolisée.
2) Éviter le tabagisme.
3) Éviter les fritures et le gras animal.
4) Éviter la suralimentation.
5) Éviter les aliments chimifiés.
6) Lire *Guérir votre foie.*
7) D'année en année, suivre le programme de suppléments alimentaires que voici:

6 premiers mois:

Supplément riche en vitamines du complexe B de source naturelle provenant de levure, foie déshydraté, pollen de fleur, huile de germe de blé:
2 comprimés à chaque repas.

Vitamine C 300 mg avec bioflavonoïdes:
1 comprimé avant les repas et 1 comprimé en soirée.

Supplément riche en vitamine A de source naturelle provenant de carotte, pissenlit, foie déshydraté, chou, épinard, persil, betterave, foie de poisson:
2 comprimés à chaque repas.

Chardon Marie:
1 capsule avec eau ou jus de fruit 2 à 3 fois par jour.

Ensemble des plantes suivantes: mélisse, mauve, bourdaine, cascara, épine-vinette, guimauve, menthe:
1 comprimé après chaque repas.

Tisane comprenant les plantes suivantes: bourdaine, boldo, prêle, chiendent, queue de cerise, reine-des-prés, réglisse, verveine, aigremoine, baie de genévrier, frêne, cassis, hysope:
1 tasse après les repas.

CIRRHOSE DU FOIE (suite)

6 mois suivants:

Jus de betterave biologique:
1 ampoule dans un peu d'eau, à jeun le matin.

Supplément riche en vitamines du complexe B de source naturelle provenant de levure, foie déshydraté, pollen de fleur, huile de germe de blé:
2 comprimés à chaque repas.

Magnésium liquide:
1 c. à thé dans du jus le matin.

Ensemble des plantes suivantes: boldo, artichaut, pissenlit dans une base de levure, de poudre de petit lait et de lécithine:
1 comprimé après chaque repas.

Vitamine E 200 U.I. et huile d'onagre:
1 capsule après les repas.

Supplément alimentaire d'algues d'eau douce provenant de spiruline et de chlorella:
2 comprimés à chaque repas.

Tisane comprenant les plantes suivantes: bourdaine, angélique, réglisse, boldo, verveine, reine-des-prés, aigremoine:
1 tasse après les repas.

COLITE

Suggestions:

1) Éviter la constipation. Consommer de la graine de lin ou de psyllium.
2) Éviter les aliments irritants: poivre, moutarde, épices fortes, etc.
3) Éviter les aliments raffinés: sucre blanc, farine blanche.
4) Mastiquer lentement, 30 fois par bouchée.
5) Éviter la suralimentation.
6) Éviter les médicaments irritants pour l'intestin (l'aspirine par exemple).
7) Ne pas abuser des viandes et produits laitiers.
8) Lire *Guérir votre foie.*
9) D'année en année, suivre le programme de suppléments alimentaires que voici:

6 premiers mois:

Magnésium liquide:
1 c. à thé dans un peu d'eau le matin.

Chlorophylle liquide:
1 c. à thé dans un verre d'eau ou de jus de fruit 2 à 3 fois par jour.

Bactéries lactiques sans lait avec protection gastrique naturelle pour qu'elles se dissolvent dans l'intestin:
1 capsule avec de l'eau après les repas, 2 à 3 fois par jour.

Suppléments de calcium et magnésium provenant de poudre d'os et de dolomite, accompagnés de prêle et luzerne:
3 comprimés avant chaque repas.

Tisane comprenant les plantes suivantes: bourdaine, boldo, prêle, chiendent, queue de cerise, reine-des-prés, réglisse, verveine, aigremoine, baie de genévrier, frêne, cassis, hysope:
1 tasse après les repas.

COLITE (suite)

6 mois suivants:

Supplément riche en vitamines du complexe B de source naturelle provenant de levure, foie déshydraté, pollen de fleur, huile de germe de blé:
2 comprimés à chaque repas.

Supplément riche en vitamine A de source naturelle provenant de carotte, pissenlit, foie déshydraté, chou, épinard, persil, betterave, foie de poisson:
2 comprimés à chaque repas.

Supplément alimentaire d'algues d'eau douce provenant de spiruline et de chlorella:
2 comprimés à chaque repas.

Ensemble des plantes antioxydantes suivantes: poudre de curcuma, baume de citron, feuille de sauge, origan, échinacée, thym, champignon reishi, bioflavonoïdes, luzerne, gingembre, extrait de peau de raisin, extrait de pépin de raisin, écorce de pin:
1 capsule avec eau ou jus de fruit 2 à 3 fois par jour.

Tisane de cosses de psyllium:
1 tasse au coucher.

Consommer de la graine de lin.

CONJONCTIVITE

Suggestions:

1) Éviter les atmosphères enfumées.
2) Éviter les poussières irritantes.
3) Éviter le vent, notamment en voiture.
4) Fermer les yeux durant 5 minutes 3 fois par jour.
5) Éviter les aliments acidifiants (voir page 27).
6) Lire *Guérir votre foie.*
7) Suivre le programme de suppléments alimentaires que voici:

Lactate de calcium:
2 comprimés avant les repas.

Vitamine C 300 mg avec bioflavonoïdes:
1 comprimé après les repas.

Suppléments de calcium et magnésium provenant de poudre d'os et de dolomite, accompagnés de prêle et luzerne:
2 comprimés avant chaque repas.

Supplément alimentaire contenant huile de carthame, huile d'onagre, huile de bourrache, huile de rose musquée du Chili:
1 capsule avant les repas.

Application d'argile sur les paupières tous les jours.

Quelques gouttes d'eau de rose dans les yeux au coucher.

CONSTIPATION

Suggestions:

1) Mastiquer lentement, 30 fois par bouchée.
2) Exercices physiques sollicitant les muscles abdominaux.
3) Boire des jus de fruits et de légumes frais tous les jours.
4) Ajouter le son de blé à votre alimentation (céréales) ou de la graine de lin ou de psyllium.
5) Boire suffisamment d'eau.
6) Consommer beaucoup de fruits et légumes frais.
7) Lire **Guérir votre foie.**
8) D'année en année, suivre le programme de suppléments alimentaires que voici:

6 premiers mois:

Tonique ami de la vésicule biliaire et du foie à base de boldo, artichaut, pissenlit:
40 gouttes dans un demi-verre d'eau au lever.

Comprimés laxatifs à base de plantes:
1 ou 2 comprimés au coucher selon le besoin.

Bactéries lactiques sans lait avec protection gastrique naturelle pour qu'elles se dissolvent dans l'intestin:
1 capsule avec de l'eau après les repas, 2 à 3 fois par jour.

Supplément riche en vitamines du complexe B de source naturelle provenant de levure, foie déshydraté, pollen de fleur, huile de germe de blé:
2 comprimés à chaque repas.

Tonique dépuratif à base des plantes suivantes: bardane, busserole, chiendent, berberis, bourrache, bruyère, sureau, gentiane, prêle, reine-des-prés, sauge, cascara sagrada:
1 c. à thé avant chaque repas

CONSTIPATION (suite)

OU
tisane comprenant les plantes suivantes: bourdaine, guimauve, chiendent, mercuriale, réglisse, pensée sauvage, anis, mauve, maïs, queue de cerise, busserole, verveine, épine-vinette, saponaire, sureau:
1 tasse au coucher.

6 mois suivants:

Jus de betterave biologique:
1 ampoule dans un peu d'eau, à jeun le matin.

Ensemble des plantes suivantes: boldo, artichaut, pissenlit dans une base de levure, de poudre de petit lait et de lécithine:
1 comprimé après chaque repas.

Poudre antiacide naturiste à base de protéine de soya, cosse de psyllium, poudre de bouleau, algues marines, yogourt:
1 c. à table après les repas au besoin.

Bactéries lactiques sans lait avec protection gastrique naturelle pour qu'elles se dissolvent dans l'intestin:
1 capsule avec de l'eau après les repas, 2 à 3 fois par jour.

Supplément riche en fibres de source naturelle provenant d'avoine, pomme, pamplemousse:
2 comprimés avec un grand verre d'eau 15 minutes avant chaque repas.

Tisane de séné ou de cosses de psyllium:
1 tasse au coucher.

CORS AUX PIEDS

Voir **VERRUES.**

CRAMPES

Suggestions:

1) Bain chaud.
2) Marche quotidienne.
3) Attention aux féculents.
4) Lire **Guérir votre foie.**
5) Suivre le programme de suppléments alimentaires que voici:

Vitamine E 200 U.I. et huile d'onagre:
1 capsule après les repas.

Ensemble des plantes suivantes: ménianthe, grand millet, gingembre, réglisse, persil, aunée, aigremoine, chicorée sauvage:
1 comprimé après chaque repas.

Suppléments de calcium et magnésium provenant de poudre d'os et de dolomite, accompagnés de prêle et luzerne:
2 comprimés avant chaque repas.

Supplément alimentaire d'algues d'eau douce provenant de spiruline et de chlorella:
2 comprimés à chaque repas.

Tisane comprenant les plantes suivantes: prêle, chiendent, frêne, queue de cerise, cassis, serpolet, genévrier, hysope, sureau:
1 tasse après les repas.

CROHN (Maladie de)

Suggestions:

1) Réduire le plus possible les aliments protéinés: viandes, fromages, légumineuses, noix.

2) Éliminer les hydrates de carbone raffinés: farine blanche, sucre blanc.

3) Suivre le programme de suppléments alimentaires que voici:

Tonique ami de la vésicule biliaire et du foie à base de boldo, artichaut, pissenlit:
40 gouttes dans un demi-verre d'eau au lever.

Supplément riche en vitamines du complexe B de source naturelle provenant de levure, foie déshydraté, pollen de fleur, huile de germe de blé:
2 comprimés à chaque repas.

Bactéries lactiques sans lait avec protection gastrique naturelle pour qu'elles se dissolvent dans l'intestin:
1 capsule avec de l'eau après les repas, 2 à 3 fois par jour.

Supplément riche en vitamine A de source naturelle provenant de carotte, pissenlit, foie déshydraté, chou, épinard, persil, betterave, foie de poisson:
2 comprimés à chaque repas.

Magnésium liquide:
1 c. à thé dans du jus le matin.

Ensemble des plantes antioxydantes suivantes: poudre de curcuma, baume de citron, feuille de sauge, origan, échinacée, thym, champignon reishi, bioflavonoïdes, luzerne, gingembre, extrait de peau de raisin, extrait de pépin de raisin, écorce de pin:
1 capsule avec eau ou jus de fruit 2 à 3 fois par jour.

Tisane comprenant les plantes suivantes: bourdaine, boldo, prêle, chiendent, queue de cerise, reine-des-prés, réglisse, verveine, aigremoine, baie de genévrier, frêne, cassis, hysope:
1 tasse après les repas.

DÉPRESSION NERVEUSE

Suggestions:

1) Remplacer le sucre par la mélasse de la Barbade.
2) Supprimer les stimulants: café, thé, chocolat, etc.
3) Deux salades par jour avec 2 c. à soupe de vinaigre de cidre de pomme, 2 c. à soupe d'huile de tournesol et du sel de mer.
4) Marche quotidienne.
5) Bain chaud le soir, à la lavande et aux algues.
6) Lire **Guérir votre foie** et **La santé par les jus.**
7) D'année en année, suivre le programme de suppléments alimentaires que voici:

6 premiers mois:

Supplément riche en vitamines du complexe B de source naturelle provenant de levure, foie déshydraté, pollen de fleur, huile de germe de blé:
3 comprimés à chaque repas.

Ensemble des plantes antioxydantes suivantes: poudre de curcuma, baume de citron, feuille de sauge, origan, échinacée, thym, champignon reishi, bioflavonoïdes, luzerne, gingembre, extrait de peau de raisin, extrait de pépin de raisin, écorce de pin:
1 capsule avec eau ou jus de fruit 2 à 3 fois par jour.

Supplément de calcium et magnésium provenant de poudre d'os et de dolomite, accompagnés de prêle et luzerne:
2 comprimés avant chaque repas.

Tonique revitalisant à base de levure, ginseng, fenugrec, algues marines, thym, romarin, chlorella:
1 c. à soupe avant les repas.

Tisane de fleur d'oranger:
1 tasse au coucher.

DÉPRESSION NERVEUSE (suite)

Ensemble des plantes suivantes: ménianthe, grand millet, gingembre, réglisse, persil, aunée, aigremoine, chicorée sauvage:
1 comprimé après chaque repas.

6 mois suivants:

Gelée royale et propolis:
1 ampoule à jeun le matin.

Supplément riche en vitamines du complexe B de source naturelle provenant de levure, foie déshydraté, pollen de fleur, huile de germe de blé:
2 comprimés à chaque repas.

Ensemble des vitamines antioxydantes et minéraux suivants: bêta-carotène, vitamine C, vitamine E, zinc, sélénium, chromium:
1 capsule avec de l'eau après les repas, 2 fois par jour.

Ensemble des plantes suivantes: mélisse, mauve, bourdaine, cascara, épine-vinette, guimauve, menthe:
1 comprimé après chaque repas.

Tisane comprenant les plantes suivantes: camomille, menthe douce, feuille de bleuet, fleur d'oranger, fleur de tilleul, écorce de citronnier, fleur de passiflore, bouton de rose:
1 tasse au coucher.

DÉSINTOXICATION

Suggestions:

1) Supprimer les fritures et le gras animal.
2) Éviter le sucre.
3) Supprimer les aliments acidifiants (voir page 27).
4) Consommer beaucoup de fruits et légumes frais. Boire des jus.
5) Exercices tous les jours ou au moins une marche au grand air.
6) Lire *La santé par les jus* et *Guérir votre foie.*
7) D'année en année, suivre le programme de suppléments alimentaires que voici:

6 premiers mois:

Extrait de radis noir et d'artichaut biologiques:
1 ampoule dans un jus de raisin 15 minutes avant le déjeuner.

Magnésium liquide:
1 c. à thé dans du jus au lever.

Supplément alimentaire d'algues d'eau douce provenant de spiruline et de chlorella:
2 comprimés à chaque repas.

Chardon Marie:
1 capsule avec eau ou jus de fruit 2 à 3 fois par jour.

Alterner les tisanes comprenant les plantes suivantes: bourdaine, boldo, prêle, chiendent, queue de cerise, reine-des-prés, réglisse, verveine, aigremoine, baie de genévrier, frêne, cassis, hysope:
1 tasse après les repas

DÉSINTOXICATION (suite)

ET

bourdaine, guimauve, chiendent, mercuriale, réglisse, pensée sauvage, anis, mauve, maïs, queue de cerise, busserole, verveine, épine-vinette, saponaire, sureau:
1 tasse après les repas.

6 mois suivants:

Tonique dépuratif à base des plantes suivantes: bardane, busserole, chiendent, berberis, bourrache, bruyère, sureau, gentiane, prêle, reine-des-prés, sauge, cascara sagrada:
1 à 2 c. à thé avant chaque repas.

Magnésium liquide:
1 c. à thé dans du jus au lever.

Chardon Marie:
1 capsule avec eau ou jus de fruit 2 à 3 fois par jour.

Alterner les tisanes comprenant les plantes suivantes: bourdaine, boldo, prêle, chiendent, queue de cerise, reine-des-prés, réglisse, verveine, aigremoine, baie de genévrier, frêne, cassis, hysope:
1 tasse après les repas
ET
bourdaine, angélique, réglisse, boldo, verveine, reine-des-prés, aigremoine:
1 tasse après les repas.

S'il y a constipation, prendre en plus un tonique ami de la vésicule biliaire et du foie à base de boldo, artichaut, pissenlit:
20 gouttes le matin et 20 gouttes au coucher.

DIABÈTE

Suggestions:

1) Faire de l'exercice régulièrement.
2) Éviter la constipation.
3) Éviter la suralimentation.
4) Réduire le sucre et les hydrates de carbone.
5) Consommer des aliments riches en fibres.
6) Lire *Guérir votre foie.*
7) D'année en année, suivre le programme de suppléments alimentaires que voici:

6 premiers mois:

Extrait de radis noir et d'artichaut biologiques:
1 ampoule dans un jus de raisin 15 minutes avant le déjeuner.

Vitamine E 200 U.I. et huile d'onagre:
1 capsule après les repas.

Supplément riche en vitamines du complexe B de source naturelle provenant de levure, foie déshydraté, pollen de fleur, huile de germe de blé:
1 comprimé à chaque repas.

Ensemble des vitamines antioxydantes et minéraux suivants: bêta-carotène, vitamine C, vitamine E, zinc, sélénium, chromium:
1 capsule avec de l'eau après les repas, 2 fois par jour.

Ensemble des plantes antioxydantes suivantes: poudre de curcuma, baume de citron, feuille de sauge, origan, échinacée, thym, champignon reishi, bioflavonoïdes, luzerne, gingembre, extrait de peau de raisin, extrait de pépin de raisin, écorce de pin:
1 capsule avec eau ou jus de fruit 2 à 3 fois par jour.

Myrtille 400 mg:
1 capsule 3 fois par jour avant les repas.

DIABÈTE (suite)

6 mois suivants:

Tonique ami de la vésicule biliaire et du foie à base de boldo, artichaut, pissenlit:
40 gouttes dans un demi-verre d'eau au lever.

Magnésium liquide:
1 c. à thé dans du jus le matin.

Ensemble des plantes antioxydantes suivantes: poudre de curcuma, baume de citron, feuille de sauge, origan, échinacée, thym, champignon reishi, bioflavonoïdes, luzerne, gingembre, extrait de peau de raisin, extrait de pépin de raisin, écorce de pin:
1 capsule avec eau ou jus de fruit 2 à 3 fois par jour.

Zinc 10 mg:
1 comprimé par jour.

Vitamine C 300 mg avec bioflavonoïdes:
1 comprimé après les repas.

Myrtille 400 mg:
1 capsule 3 fois par jour avant les repas.

DIARRHÉE

Suggestions:

1) Éviter les aliments acidifiants (voir page 27).
2) Mastiquer lentement, 30 fois par bouchée.
3) Éviter les crudités: tout doit être cuit.
4) Un repas de riz brun dans la journée.
5) Consommer des carottes cuites.
6) Lire **Guérir votre foie.**
7) Suivre le programme de suppléments alimentaires que voici:

Supplément riche en vitamines du complexe B de source naturelle provenant de levure, foie déshydraté, pollen de fleur, huile de germe de blé:
2 comprimés à chaque repas.

Chlorophylle liquide:
1 c. à thé dans un verre d'eau ou de jus de fruit 2 à 3 fois par jour.

Eau de riz:
4 oz avant les repas.

Poudre de caroube:
2 c. à thé dans du lait ou de l'eau tiède.

Charbon activé végétal:
2 ou 3 capsules 3 ou 4 fois par jour.

Suppléments de calcium et magnésium provenant de poudre d'os et de dolomite, accompagnés de prêle et luzerne:
1 comprimé avant chaque repas.

Bactéries lactiques sans lait avec protection gastrique naturelle pour qu'elles se dissolvent dans l'intestin:
1 capsule avec de l'eau après les repas, 2 à 3 fois par jour.

DIVERTICULOSE-DIVERTICULITES

Suggestions:

1) Éviter l'obésité.
2) Réduire la consommation de viandes et produits laitiers.
3) Éviter le sucre.
4) Consommer plus de fruits et légumes frais.
5) Boire suffisamment d'eau.
6) Consommer de la graine de lin ou de psyllium.
7) Suivre le programme de suppléments alimentaires que voici:

Tonique ami de la vésicule biliaire et du foie à base de boldo, artichaut, pissenlit:
40 gouttes dans un demi-verre d'eau au lever.

Ensemble des plantes suivantes: mélisse, mauve, bourdaine, cascara, épine-vinette, guimauve, menthe:
1 comprimé après chaque repas.

Poudre antiacide naturiste à base de protéine de soya, cosse de psyllium, poudre de bouleau, algues marines et yogourt:
1 c. à table après les repas au besoin.

Supplément riche en vitamine A de source naturelle provenant de carotte, pissenlit, foie déshydraté, chou, épinard, persil, betterave, foie de poisson:
2 comprimés à chaque repas.

Bactéries lactiques sans lait avec protection gastrique naturelle pour qu'elles se dissolvent dans l'intestin:
1 capsule avec de l'eau après les repas, 2 à 3 fois par jour.

Tisane comprenant les plantes suivantes: bourdaine, boldo, prêle, chiendent, queue de cerise, reine-des-prés, réglisse, verveine, aigremoine, baie de genévrier, frêne, cassis, hysope:
1 tasse après les repas.

DYSPEPSIE
MAUVAISE DIGESTION

Suggestions:

1) Mastiquer lentement, 30 fois par bouchée.
2) Éviter de surcharger l'estomac.
3) Éviter les fritures.
4) Attention au tabagisme.
5) Sieste après les repas.
6) Faire de l'exercice physique.
7) Lire **La santé par les jus** et **Guérir votre foie.**
8) D'année en année, suivre le programme de suppléments alimentaires que voici:

6 premiers mois:

Supplément alimentaire avec protection gastrique naturelle afin que les enzymes se dissolvent dans l'intestin, à base de: pancréatine, feuille d'artichaut, bitartrate de choline, cosse de psyllium, bile de porc, bromeline, poudre de papaïne:
1 comprimé avec eau ou jus de fruit 2 à 3 fois par jour.

Tonique dépuratif à base des plantes suivantes: bardane, busserole, chiendent, berberis, bourrache, bruyère, sureau, gentiane, prêle, reine-des-prés, sauge, cascara sagrada:
1 à 2 c. à thé avant chaque repas.

Chlorophylle liquide:
1 c. à thé dans un verre d'eau ou de jus de fruit 2 à 3 fois par jour.

Poudre de tige d'ananas:
1 ou 2 capsules avant les repas.

Tisane comprenant les plantes suivantes: bourdaine, boldo, prêle, chiendent, queue de cerise, reine-des-prés, réglisse, verveine, aigremoine, baie de genévrier, frêne, cassis, hysope:
1 tasse après les repas.

DYSPEPSIE (suite)
MAUVAISE DIGESTION

6 mois suivants:

Tonique ami de la vésicule biliaire et du foie à base de boldo, artichaut, pissenlit:
40 gouttes dans un demi-verre d'eau au lever.

Chlorophylle liquide:
1 c. à thé dans un verre d'eau ou de jus de fruit 2 à 3 fois par jour.

Supplément alimentaire avec protection gastrique naturelle afin que les enzymes se dissolvent dans l'intestin, à base de: pancréatine, feuille d'artichaut, bitartrate de choline, cosse de psyllium, bile de porc, bromeline, poudre de papaïne:
1 comprimé avec eau ou jus de fruit 2 à 3 fois par jour.

Bactéries lactiques sans lait avec protection gastrique naturelle pour qu'elles se dissolvent dans l'intestin:
1 capsule avec de l'eau après les repas, 2 à 3 fois par jour.

Tisane comprenant les plantes suivantes: bourdaine, angélique, réglisse, boldo, verveine, reine-des-prés, aigremoine:
1 tasse après les repas.

ECCHYMOSES ET FRAGILITÉ DES CAPILLAIRES

Suggestions:

1) Boire 1 verre de 8 oz de jus de carotte, pomme, céleri avant les repas.
2) Consommer des fruits et légumes frais.
3) Éviter le sucre raffiné: remplacer par du stévia.
4) Application d'argile.
5) Lire *La santé par les jus* et *Guérir votre foie.*
6) Suivre le programme de suppléments alimentaires que voici:

Vitamine C 300 mg avec bioflavonoïdes:
1 comprimé après les repas.

Magnésium liquide:
1 c. à thé dans du jus matin et soir.

Supplément alimentaire d'algues d'eau douce provenant de spiruline et de chlorella:
2 comprimés à chaque repas.

Supplément alimentaire contenant huile de carthame, huile d'onagre, huile de bourrache, huile de rose musquée du Chili:
1 capsule avant les repas.

Rutine:
2 comprimés par jour.

Tisane comprenant les plantes suivantes: bourdaine, boldo, prêle, chiendent, queue de cerise, reine-des-prés, réglisse, verveine, aigremoine, baie de genévrier, frêne, cassis, hysope:
1 tasse après les repas.

ECZÉMA

Suggestions:

1) Éviter le sucre.
2) Supprimer les produits laitiers. Réduire les féculents.
3) Attention aux aliments acidifiants (voir page 27).
4) Application de cataplasme d'argile.
5) Bain chaud le soir.
6) Application de crème à la vitamine A.
7) Lire *Guérir votre foie.*
8) D'année en année, suivre le programme de suppléments alimentaires que voici:

6 premiers mois:

Extrait de radis noir et d'artichaut biologiques:
1 ampoule dans un jus de raisin 15 minutes avant le déjeuner.

Supplément riche en vitamine A de source naturelle provenant de carotte, pissenlit, foie déshydraté, chou, épinard, persil, betterave, foie de poisson:
2 comprimés à chaque repas.

Supplément riche en vitamines du complexe B de source naturelle provenant de levure, foie déshydraté, pollen de fleur, huile de germe de blé:
2 comprimés à chaque repas.

Zinc 10 mg:
1 comprimé par jour.

Supplément alimentaire contenant huile de lin, huile de saumon, huile de poisson:
1 capsule avant chaque repas.

Ensemble des plantes antioxydantes suivantes: poudre de curcuma, baume de citron, feuille de sauge, origan, échinacée, thym, champignon reishi, bioflavonoïdes, luzerne, gingembre, extrait de peau de raisin, extrait de pépin de raisin, écorce de pin:
1 capsule avec eau ou jus de fruit 2 à 3 fois par jour.

ECZÉMA (suite)

Tisane comprenant les plantes suivantes: bourdaine, angélique, réglisse, boldo, verveine, reine-des-prés, aigremoine:
1 tasse après les repas.

6 mois suivants:

Tonique ami de la vésicule biliaire et du foie à base de boldo, artichaut, pissenlit:
40 gouttes dans un demi-verre d'eau au lever.

Supplément riche en vitamine A de source naturelle provenant de carotte, pissenlit, foie déshydraté, chou, épinard, persil, betterave, foie de poisson:
2 comprimés à chaque repas.

Supplément alimentaire contenant huile de carthame, huile d'onagre, huile de bourrache, huile de rose musquée du Chili:
1 capsule avant les repas.

Supplément alimentaire d'algues d'eau douce provenant de spiruline et de chlorella:
2 comprimés à chaque repas.

Ensemble des plantes antioxydantes suivantes: poudre de curcuma, baume de citron, feuille de sauge, origan, échinacée, thym, champignon reishi, bioflavonoïdes, luzerne, gingembre, extrait de peau de raisin, extrait de pépin de raisin, écorce de pin:
1 capsule avec eau ou jus de fruit 2 à 3 fois par jour.

Lécithine et huile de carthame:
1 capsule à chaque repas.

Tisane comprenant les plantes suivantes: bourdaine, boldo, prêle, chiendent, queue de cerise, reine-des-prés, réglisse, verveine, aigremoine, baie de genévrier, frêne, cassis, hysope:
1 tasse après les repas.

EMPHYSÈME

Suggestions:

1) Éviter la combinaison sucre-féculent au même repas.
2) Bain chaud le soir.
3) Marche quotidienne.
4) Abandonner le tabagisme.
5) Lire *Guérir votre foie.*
6) D'année en année, suivre le programme de suppléments alimentaires que voici:

6 premiers mois:

Extrait de radis noir et d'artichaut biologiques:
1 ampoule dans un jus de raisin 15 minutes avant le déjeuner.

Tonique dépuratif à base des plantes suivantes: bardane, busserole, chiendent, berberis, bourrache, bruyère, sureau, gentiane, prêle, reine-des-prés, sauge, cascara sagrada:
1 c. à thé avant chaque repas.

Chlorophylle liquide:
1 c. à thé dans un verre d'eau ou de jus de fruit 2 à 3 fois par jour.

Vitamine C 300 mg avec bioflavonoïdes:
1 comprimé avant les repas.

Vitamine E 200 U.I. et huile d'onagre:
1 capsule après les repas.

Ensemble des plantes antioxydantes suivantes: poudre de curcuma, baume de citron, feuille de sauge, origan, échinacée, thym, champignon reishi, bioflavonoïdes, luzerne, gingembre, extrait de peau de raisin, extrait de pépin de raisin, écorce de pin:
1 capsule avec eau ou jus de fruit 2 à 3 fois par jour.

EMPHYSÈME (suite)

Tisane comprenant les plantes suivantes: prêle, chiendent, frêne, queue de cerise, cassis, serpolet, genévrier, hysope, sureau:
1 tasse après les repas.

6 mois suivants:

Jus de betterave biologique:
1 ampoule dans un peu d'eau, à jeun le matin.

Tonique ami de la vésicule biliaire et du foie à base de boldo, artichaut, pissenlit:
40 gouttes dans un demi-verre d'eau au lever.

Vitamine C 300 mg avec bioflavonoïdes:
1 comprimé après les repas.

Vitamine E 200 U.I. et huile d'onagre:
1 capsule après les repas.

Supplément riche en vitamines du complexe B de source naturelle provenant de levure, foie déshydraté, pollen de fleur, huile de germe de blé:
2 comprimés à chaque repas.

Supplément alimentaire contenant poudre d'ail, rutine, persil, hydraste, passiflore, valériane:
1 comprimé 3 fois par jour.

Gomme de sapin:
1 à 4 capsules par jour.

ENDOMÉTRIOSE (ATTÉNUATION)

Suggestions:

1) Supprimer les fritures et le gras animal.
2) Éviter le sucre.
3) Supprimer les aliments acidifiants (voir page 27).
4) Consommer beaucoup de fruits et légumes frais. Boire des jus.
5) Exercices tous les jours ou au moins une marche au grand air.
6) Lire *La santé par les jus* et *Guérir votre foie.*
7) Suivre le programme de suppléments alimentaires que voici:

Jus de betterave biologique:
1 ampoule dans un peu d'eau, à jeun le matin.

Ensemble des plantes suivantes: boldo, artichaut, pissenlit dans une base de levure, de poudre de petit lait et de lécithine:
1 comprimé après chaque repas.

Magnésium liquide:
1 c. à thé dans du jus le matin.

Supplément riche en vitamine A de source naturelle provenant de carotte, pissenlit, foie déshydraté, chou, épinard, persil, betterave, foie de poisson:
2 comprimés à chaque repas.

Vitamine C 300 mg avec bioflavonoïdes:
1 comprimé après les repas.

Supplément alimentaire contenant huile de carthame, huile d'onagre, huile de bourrache, huile de rose musquée du Chili:
1 capsule avant les repas.

Tisane comprenant les plantes suivantes: bourdaine, boldo, prêle, chiendent, queue de cerise, reine-des-prés, réglisse, verveine, aigremoine, baie de genévrier, frêne, cassis, hysope:
1 tasse après les repas.

EXTINCTION DE VOIX

Suggestions:

1) Supprimer le tabac.
2) Suivre le programme de suppléments alimentaires que voici:

Tonique ami du système respiratoire à base de pin blanc, cerisier sauvage, nard américain, bourgeon de peuplier, sanguinaire:
1 c. à thé aux 3 heures ou au besoin.

Vitamine C 300 mg avec bioflavonoïdes:
1 comprimé après les repas.

Supplément riche en vitamines du complexe B de source naturelle provenant de levure, foie déshydraté, pollen de fleur, huile de germe de blé:
2 comprimés à chaque repas.

Magnésium liquide:
1 c. à thé avec 2 c. à soupe de mélasse de la Barbade en soirée.

Tisane comprenant les plantes suivantes: bourrache, thym, bouillon blanc, lierre terrestre, racine d'aunée, capillaire, violette:
1 tasse après les repas.

FATIGUE

Suggestions:

1) Éviter la caféine et les excitants.
2) Éviter le sucre blanc et tout ce qui en contient.
3) Prendre des respirations profondes.
4) Marche quotidienne.
5) Dormir 10 heures par jour.
6) Lire **Guérir votre foie.**
7) D'année en année, suivre le programme de suppléments alimentaires que voici:

6 premiers mois:

Extrait de radis noir et d'artichaut biologiques:
1 ampoule dans un jus de raisin 15 minutes avant le déjeuner.

Gelée royale et propolis:
1 ampoule dans du jus ou de l'eau, à jeun le matin, durant un mois.

Continuer ensuite à l'aide d'un tonique revitalisant à base de levure, ginseng, fenugrec, algues marines, thym, romarin, chlorella:
1 c. à thé avant les repas.

N.B. En cas de fatigue extrême, prendre ces deux suppléments en même temps.

Supplément alimentaire contenant huile de carthame, huile d'onagre, huile de bourrache, huile de rose musquée du Chili:
1 capsule avant les repas.

FATIGUE (suite)

Tisane comprenant les plantes suivantes: bourdaine, boldo, prêle, chiendent, queue de cerise, reine-des-prés, réglisse, verveine, aigremoine, baie de genévrier, frêne, cassis, hysope:
1 tasse après les repas.

6 mois suivants:

Tonique revitalisant à base de levure, ginseng, fenugrec, algues marines, thym, romarin, chlorella:
1 c. à thé avant les repas.

Jus de betterave biologique:
1 ampoule dans un peu d'eau, à jeun le matin.

Supplément riche en vitamines du complexe B de source naturelle provenant de levure, foie déshydraté, pollen de fleur, huile de germe de blé:
2 comprimés à chaque repas.

Magnésium liquide:
1 c. à thé dans du jus le matin.

Jus d'échinacée biologique:
1 ampoule dans un peu d'eau ou de jus de fruit à jeun le matin, durant un mois. Arrêter un mois et recommencer.

Tisane comprenant les plantes suivantes: bourdaine, angélique, réglisse, boldo, verveine, reine-des-prés, aigremoine:
1 tasse après les repas.

FAUSSE-COUCHE

Suggestions:

1) Une salade verte par jour avec 2 c. à soupe de vinaigre de cidre de pomme, 2 c. à soupe d'huile de tournesol et du sel de mer.
2) Supprimer tabac, alcool, thé, café, chocolat.
3) Suivre le programme de suppléments alimentaires que voici:

Tonique ami de la vésicule biliaire et du foie à base de boldo, artichaut, pissenlit:
20 gouttes dans un demi-verre d'eau au lever et 20 gouttes au coucher.

Supplément riche en vitamines du complexe B de source naturelle provenant de levure, foie déshydraté, pollen de fleur, huile de germe de blé:
2 comprimés à chaque repas.

Gelée royale et propolis:
1 ampoule à jeun le matin.

Supplément alimentaire d'algues d'eau douce provenant de spiruline et de chlorella:
2 comprimés à chaque repas.

Ensemble des plantes antioxydantes suivantes: poudre de curcuma, baume de citron, feuille de sauge, origan, échinacée, thym, champignon reishi, bioflavonoïdes, luzerne, gingembre, extrait de peau de raisin, extrait de pépin de raisin, écorce de pin:
1 capsule avec eau ou jus de fruit 2 à 3 fois par jour.

FERTILITÉ (AMÉLIORATION)

Suggestions:

1) Éviter les aliments acidifiants (voir page 27).
2) Abandonner la consommation d'aliments riches en caféine: café, cola, thé, chocolat.
3) Éviter le tabagisme.
4) Éviter l'alcool.
5) Conserver un poids normal.
6) Faire de l'exercice régulièrement.
7) Suivre le programme de suppléments alimentaires que voici:

Tonique ami de la vésicule biliaire et du foie à base de boldo, d'artichaut et de pissenlit:
40 gouttes dans un demi-verre d'eau au lever.

Supplément alimentaire contenant huile de carthame, huile d'onagre, huile de bourrache, huile de rose musquée du Chili:
1 capsule avant les repas.

Vitamine E 200 U.I. et huile d'onagre:
1 capsule après les repas.

Supplément riche en vitamines du complexe B de source naturelle provenant de levure, foie déshydraté, pollen de fleur, huile de germe de blé:
2 comprimés à chaque repas.

Suppléments de calcium et magnésium provenant de poudre d'os et de dolomite, accompagnés de prêle et luzerne:
2 comprimés à chaque repas.

Vitamine C 300 mg avec bioflavonoïdes:
1 comprimé après les repas.

Tisane comprenant les plantes suivantes: bourdaine, boldo, prêle, chiendent, queue de cerise, reine-des-prés, réglisse, verveine, aigremoine, baie de genévrier, frêne, cassis, hysope:
1 tasse après les repas.

FEUX SAUVAGES

Suggestions:

1) Éviter l'alcool.
2) Éviter le sucre.
3) Boire des jus de fruits et de légumes frais tous les jours.
4) Application de gomme de sapin sur la région atteinte.
5) Suivre le programme de suppléments alimentaires que voici:

Supplément alimentaire contenant poudre d'ail, rutine, persil, l'hydraste, passiflore, valériane:
1 comprimé 3 fois par jour.

Supplément riche en vitamine A de source naturelle provenant de carotte, pissenlit, foie déshydraté, chou, épinard, persil, betterave, foie de poisson:
2 comprimés à chaque repas.

Supplément riche en vitamines du complexe B de source naturelle provenant de levure, foie déshydraté, pollen de fleur, huile de germe de blé:
2 comprimés par jour.

Vitamine C 300 mg avec bioflavonoïdes:
1 comprimé après les repas.

Vitamine E 200 U.I. et huile d'onagre:
1 capsule après les repas.

FIBROMYALGIE

Suggestions:

1) Éviter le sucre.
2) Éviter les aliments acidifiants (voir page 27).
3) Éviter les excitants: café, thé, chocolat.
4) Apprendre à mieux relaxer et gérer son stress.
5) Bain chaud le soir.
6) Perdre tout excédent de poids.
7) Faire de l'exercice physique.
8) Pratiquer des étirement quotidiens, préférablement après le bain chaud.
9) Suivre le programme de suppléments alimentaires que voici:

Magnésium liquide:
1 c. à thé dans du jus le matin.

Suppléments de calcium et magnésium provenant de poudre d'os et de dolomite, accompagnés de prêle et luzerne:
2 comprimés avant chaque repas.

Ensemble des vitamines antioxydantes et minéraux suivants: bêta-carotène, vitamine C, vitamine E, zinc, sélénium, chromium:
1 capsule avec de l'eau après les repas, 2 fois par jour.

Supplément riche en vitamines du complexe B de source naturelle provenant de levure, foie déshydraté, pollen de fleur, huile de germe de blé:
2 comprimés à chaque repas.

Ensemble des plantes antioxydantes suivantes: poudre de curcuma, baume de citron, feuille de sauge, origan, échinacée, thym, champignon reishi, bioflavonoïdes, luzerne, gingembre, extrait de peau de raisin, extrait de pépin de raisin, écorce de pin:
1 capsule avec eau ou jus de fruit 2 à 3 fois par jour.

Tisane comprenant les plantes suivantes: bourdaine, boldo, prêle, chiendent, queue de cerises, reine-des-prés, réglisse, verveine, aigremoine, baie de genévrier, frêne, cassis, hysope:
1 tasse après les repas.

FIÈVRE DES FOINS

Suggestions:

1) Éviter les aliments acidifiants (voir page 27).
2) Éviter les fritures et le gras animal.
3) Sauna 2 fois par semaine ou bain chaud tous les soirs.
4) Supprimer les produits laitiers.
5) Éviter le sucre.
6) Suivre le programme de suppléments alimentaires que voici:

Extrait de radis noir et d'artichaut biologiques:
1 ampoule dans un jus de raisin 15 minutes avant le déjeuner.

Supplément riche en vitamine A de source naturelle provenant de carotte, pissenlit, foie déshydraté, chou, épinard, persil, betterave, foie de poisson:
2 comprimés à chaque repas.

Vitamine C 300 mg avec bioflavonoïdes:
1 comprimé après chaque repas et 1 comprimé en soirée.

Vitamine E 200 U.I. et huile d'onagre:
1 capsule après les repas.

Ensemble des plantes suivantes: mélisse, mauve, bourdaine, cascara, épine-vinette, guimauve, menthe:
1 comprimé après chaque repas.

Gelée royale et propolis:
1 ampoule à jeun le matin.

Tisane comprenant les plantes suivantes: bourdaine, angélique, réglisse, boldo, verveine, reine-des-prés, aigremoine:
1 tasse après les repas.

Engorgement du **FOIE**

Suggestions:

1) Éviter les fritures et le gras animal.
2) Mastiquer lentement, 30 fois par bouchée.
3) Bouillotte d'eau chaude sur le foie au coucher.
4) Éviter le sucre.
5) Faire de l'exercice physique.
6) Lire *Guérir votre foie.*
7) D'année en année, suivre le programme de suppléments alimentaires que voici, si nécessaire:

Un mois par saison:

Extrait de radis noir et d'artichaut biologiques:
1 ampoule dans un jus de raisin 15 minutes avant le déjeuner.

Chardon Marie:
1 capsule avec eau ou jus de fruit 2 à 3 fois par jour.

Ensemble des plantes antioxydantes suivantes: poudre de curcuma, baume de citron, feuille de sauge, origan, échinacée, thym, champignon reishi, bioflavonoïdes, luzerne, gingembre, extrait de peau de raisin, extrait de pépin de raisin, écorce de pin:
1 capsule avec eau ou jus de fruit 2 à 3 fois par jour.

Ensemble des plantes suivantes: ménianthe, grand millet, gingembre, réglisse, persil, aunée, aigremoine, chicorée sauvage:
1 comprimé après chaque repas.

Tisane comprenant les plantes suivantes: bourdaine, angélique, réglisse, boldo, verveine, reine-des-prés, aigremoine:
1 tasse après les repas.

Engorgement du FOIE (suite)

Un mois par saison:

Jus de betterave biologique:
1 ampoule dans un peu d'eau, à jeun le matin.

Tonique ami de la vésicule biliaire et du foie à base de boldo, artichaut, pissenlit:
40 gouttes dans un demi-verre d'eau au lever.

Supplément riche en vitamine A de source naturelle provenant de carotte, pissenlit, foie déshydraté, chou, épinard, persil, betterave, foie de poisson:
2 comprimés à chaque repas.

Ensemble des plantes suivantes: mélisse, mauve, bourdaine, cascara, épine-vinette, guimauve, menthe:
1 comprimé après chaque repas.

Tisane comprenant les plantes suivantes: bourdaine, boldo, prêle, chiendent, queue de cerise, reine-des-prés, réglisse, verveine, aigremoine, baie de genévrier, frêne, cassis, hysope:
1 tasse après les repas.

FRACTURES

Suggestions:

1) Éviter les aliments acidifiants (voir page 27).
2) Un repas de viande par jour, accompagné d'une salade de crudités.
3) Beaucoup de repos.
4) Prendre du soleil ou utiliser une lampe solaire.
5) Suivre le programme de suppléments alimentaires que voici:

Suppléments de calcium et magnésium provenant de poudre d'os et de dolomite, accompagnés de prêle et luzerne:
3 comprimés avant chaque repas.

Ensemble des vitamines antioxydantes et minéraux suivants: bêta-carotène, vitamine C, vitamine E, zinc, sélénium, chromium:
1 capsule avec de l'eau après les repas, 2 fois par jour.

Magnésium liquide:
1 c. à thé dans un jus de pomme matin et soir.

Supplément alimentaire contenant huile de lin, huile de saumon, huile de poisson:
1 capsule avant chaque repas.

Prêle:
1 capsule avant les repas.

FURONCLES
CLOUS

Suggestions:

1) Surveiller les intestins.
2) Éviter le sucre.
3) Bain chaud le soir.
4) Cataplasme d'argile.
5) Lire **Guérir votre foie.**
6) Suivre le programme de suppléments alimentaires que voici:

Extrait de radis noir et d'artichaut biologiques:
1 ampoule dans un jus de raisin 15 minutes avant le déjeuner.

Tonique dépuratif à base des plantes suivantes: bardane, busserole, chiendent, berberis, bourrache, bruyère, sureau, gentiane, prêle, reine-des-prés, sauge, cascara sagrada:
1 à 2 c. à thé avant chaque repas.

Supplément riche en vitamines du complexe B de source naturelle provenant de levure, foie déshydraté, pollen de fleur, huile de germe de blé:
2 comprimés à chaque repas.

Chlorophylle liquide:
1 c. à thé dans un verre d'eau ou de jus de fruit 2 à 3 fois par jour.

Supplément alimentaire contenant poudre d'ail, rutine, persil, l'hydraste, passiflore, valériane:
1 comprimé 3 fois par jour.

Tisane comprenant les plantes suivantes: bourdaine, boldo, prêle, chiendent, queue de cerise, reine-des-prés, réglisse, verveine, aigremoine, baie de genévrier, frêne, cassis, hysope:
1 tasse après les repas.

GASTRITE

Suggestions:

1) Éviter les fritures.
2) Éviter la combinaison sucre-féculent au même repas.
3) Éviter les boissons alcoolisées.
4) Éviter épices, poivre, vinaigre, sel.
5) Mastiquer lentement, 30 fois par bouchée.
6) Si possible, faire une sieste après les repas.
7) Éviter la suralimentation.
8) Lire *Guérir votre foie.*
9) Suivre le programme de suppléments alimentaires que voici:

Charbon végétal activé:
2 capsules à chaque repas.

Ensemble des plantes antioxydantes suivantes: poudre de curcuma, baume de citron, feuille de sauge, origan, échinacée, thym, champignon reishi, bioflavonoïdes, luzerne, gingembre, extrait de peau de raisin, extrait de pépin de raisin, écorce de pin:
1 capsule avec eau ou jus de fruit 2 à 3 fois par jour.

Tonique dépuratif à base des plantes suivantes: bardane, busserole, chiendent, berberis, bourrache, bruyère, sureau, gentiane, prêle, reine-des-prés, sauge, cascara sagrada:
1 c. à thé avant chaque repas.

Supplément alimentaire avec protection gastrique naturelle afin que les enzymes se dissolvent dans l'intestin, à base de: pancréatine, feuille d'artichaut, bitartrate de choline, cosse de psyllium, bile de porc, bromeline, poudre de papaïne:
1 comprimé avec eau ou jus de fruit 2 à 3 fois par jour.

Tisane comprenant les plantes suivantes: bourdaine, boldo, prêle, chiendent, queue de cerise, reine-des-prés, réglisse, verveine, aigremoine, baie de genévrier, frêne, cassis, hysope:
1 tasse après les repas.

GASTRO-ENTÉRITE

Suggestions:

1) Manger un repas de riz entier par jour.
2) Boire 4 oz d'eau de riz avant les repas.
3) Supprimer sucre blanc, eaux gazeuses et épices, lait et autres produits laitiers.
4) Remplacer le sucre par la mélasse de la Barbade.
5) Mastiquer lentement, 20 à 30 fois par bouchée.
6) Lire *Guérir votre foie.*
7) Suivre le programme de suppléments alimentaires que voici:

Supplément riche en vitamines du complexe B de source naturelle provenant de levure, foie déshydraté, pollen de fleur, huile de germe de blé:
2 comprimés à chaque repas.

Suppléments de calcium et magnésium provenant de poudre d'os et de dolomite, accompagnés de prêle et luzerne:
2 comprimés avant chaque repas.

Poudre antiacide naturiste à base de protéine de soya, cosse de psyllium, poudre de bouleau, algues marines, yogourt:
1 c. à table après les repas au besoin.

Charbon végétal activé:
2 capsules à chaque repas.

GAZ · FLATULENCE · BALLONNEMENTS

Suggestions:

1) Mastiquer lentement, 30 fois par bouchée.
2) Éviter la combinaison sucre-féculent au même repas.
3) Ne pas boire en mangeant.
4) Sieste après les repas.
5) Exercices pour les muscles abdominaux.
6) Lire **Guérir votre foie.**
7) D'année en année, suivre le programme de suppléments alimentaires que voici:

6 premiers mois:

Tonique ami de la vésicule biliaire et du foie à base de boldo, artichaut, pissenlit:
40 gouttes dans un demi-verre d'eau au lever.

Ensemble des plantes suivantes: ménianthe, grand millet, gingembre, réglisse, persil, aunée, aigremoine, chicorée sauvage:
1 comprimé après chaque repas.

Tonique dépuratif à base des plantes suivantes: bardane, busserole, chiendent, berberis, bourrache, bruyère, sureau, gentiane, prêle, reine-des-prés, sauge, cascara sagrada:
1 à 2 c. à thé avant chaque repas.

Charbon végétal activé:
2 capsules à chaque repas.

Tisane comprenant les plantes suivantes: bourdaine, boldo, prêle, chiendent, queue de cerise, reine-des-prés, réglisse, verveine, aigremoine, baie de genévrier, frêne, cassis, hysope:
1 tasse après les repas.

GAZ • FLATULENCE • BALLONNEMENTS (suite)

6 mois suivants:

Extrait de radis noir et d'artichaut biologiques:
1 ampoule dans un jus de raisin 15 minutes avant le déjeuner.

Ensemble des plantes suivantes: mélisse, mauve, bourdaine, cascara, épine-vinette, guimauve, menthe:
1 comprimé après chaque repas.

Supplément alimentaire d'algues d'eau douce provenant de spiruline et de chlorella:
2 comprimés à chaque repas.

Poudre antiacide naturiste à base de protéine de soya, cosse de psyllium, poudre de bouleau, algues marines, yogourt:
1 c. à table après les repas au besoin.

Tisane comprenant les plantes suivantes: bourdaine, angélique, réglisse, boldo, verveine, reine-des-prés, aigremoine:
1 tasse après les repas.

GERÇURES

Suggestions:

1) Éviter le sucre.
2) Éviter thé, café et aliments acidifiants (voir page 27).
3) Cataplasme d'argile verte délayée dans de l'huile de soya, de tournesol ou d'olive.
4) Suivre le programme de suppléments alimentaires que voici:

Tonique dépuratif à base des plantes suivantes: bardane, busserole, chiendent, berberis, bourrache, bruyère, sureau, gentiane, prêle, reine-des-prés, sauge, cascara sagrada:
1 à 2 c. à thé avant chaque repas.

Vitamine C 300 mg avec bioflavonoïdes:
1 comprimé après les repas.

Supplément riche en vitamines du complexe B de source naturelle provenant de levure, foie déshydraté, pollen de fleur, huile de germe de blé:
2 comprimés à chaque repas.

Supplément alimentaire contenant huile de carthame, huile d'onagre, huile de bourrache, huile de rose musquée du Chili:
1 capsule avant les repas.

GLAUCOME

Suggestions:

1) Éviter les fritures et le gras animal.
2) Éviter le sucre.
3) Faire de l'exercice régulièrement.
4) Lire **Guérir votre foie.**
5) D'année en année, suivre le programme de suppléments alimentaires que voici:

6 premiers mois:

Extrait de radis noir et d'artichaut biologiques:
1 ampoule dans un jus de raisin 15 minutes avant le déjeuner.

Ensemble des plantes suivantes: mélisse, mauve, bourdaine, cascara, épine-vinette, guimauve, menthe:
1 comprimé après chaque repas.

Lécithine et huile de carthame:
1 capsule avant les repas.

Ensemble des vitamines antioxydantes et minéraux suivants: bêta-carotène, vitamine C, vitamine E, zinc, sélénium, chromium:
1 capsule avec de l'eau après les repas, 2 fois par jour.

Ensemble des plantes antioxydantes suivantes: poudre de curcuma, baume de citron, feuille de sauge, origan, échinacée, thym, champignon reishi, bioflavonoïdes, luzerne, gingembre, extrait de peau de raisin, extrait de pépin de raisin, écorce de pin:
1 capsule avec eau ou jus de fruit 2 à 3 fois par jour.

Tisane comprenant les plantes suivantes: bourdaine, angélique, réglisse, boldo, verveine, reine-des-prés, aigremoine:
1 tasse après les repas.

GLAUCOME (suite)

6 mois suivants:

Tonique ami de la vésicule biliaire et du foie à base de boldo, artichaut, pissenlit:
40 gouttes dans un demi-verre d'eau au lever.

Vitamine C 300 mg avec bioflavonoïdes:
1 comprimé après les repas.

Rutine:
2 comprimés par jour.

Supplément riche en vitamine A de source naturelle provenant de carotte, pissenlit, foie déshydraté, chou, épinard, persil, betterave, foie de poisson:
2 comprimés à chaque repas.

Tisane comprenant les plantes suivantes: bourdaine, boldo, prêle, chiendent, queue de cerise, reine-des-prés, réglisse, verveine, aigremoine, baie de genévrier, frêne, cassis, hysope:
1 tasse après les repas.

GOITRE

Suggestions:

1) Voir son médecin.
2) Éviter le sucre.
3) Lire *Le guide de l'alimentation naturelle.*
4) Suivre le programme de suppléments alimentaires que voici:

Extrait de radis noir et d'artichaut biologiques:
1 ampoule dans un jus de raisin 15 minutes avant le déjeuner.

Magnésium liquide:
1 c. à thé dans du jus matin et soir.

Supplément alimentaire d'algues d'eau douce provenant de spiruline et de chlorella:
2 comprimés à chaque repas.

Ensemble des vitamines antioxydantes et minéraux suivants: bêta-carotène, vitamine C, vitamine E, zinc, sélénium, chromium:
1 capsule avec de l'eau après les repas, 2 fois par jour.

Tisane comprenant les plantes suivantes: bourdaine, boldo, prêle, chiendent, queue de cerise, reine-des-prés, réglisse, verveine, aigremoine, baie de genévrier, frêne, cassis, hysope:
1 tasse après les repas.

GOUTTE

Suggestions:

1) Éviter les boissons alcoolisées.
2) Éviter le sucre.
3) Réduire les aliments riches en protéines et en purines.
4) Consommer des fruits frais.
5) Boire suffisamment d'eau.
6) Éviter l'embonpoint.
7) Bain chaud le soir.
8) Lire *Guérir votre foie.*
9) D'année en année, suivre le programme de suppléments alimentaires que voici:

6 premiers mois:

Extrait de radis noir et d'artichaut biologiques:
1 ampoule dans un jus de raisin 15 minutes avant le déjeuner.

Aubier de tilleul sauvage:
1 tasse entre chaque repas.

Vitamine C 300 mg avec bioflavonoïdes:
1 comprimé après les repas.

Luzerne de culture biologique:
1 comprimé avant chaque repas.

Tisane comprenant les plantes suivantes: frêne, gui, cassis, reine-des-prés, géranium Robert, pissenlit, verveine, mille-feuille, consoude, hysope:
1 tasse après les repas.

GOUTTE (suite)

6 mois suivants:

Jus de bouleau biologique:
1 ampoule dans un peu d'eau le matin.

Tonique ami de la vésicule biliaire et du foie à base de boldo, artichaut, pissenlit:
40 gouttes dans un demi-verre d'eau au lever.

Aubier de tilleul sauvage:
1 tasse entre chaque repas.

Vitamine C 300 mg avec bioflavonoïdes:
1 comprimé après les repas.

Ensemble des plantes antioxydantes suivantes: poudre de curcuma, baume de citron, feuille de sauge, origan, échinacée, thym, champignon reishi, bioflavonoïdes, luzerne, gingembre, extrait de peau de raisin, extrait de pépin de raisin, écorce de pin:
1 capsule avec eau ou jus de fruit 2 à 3 fois par jour.

Tisane comprenant les plantes suivantes: bourdaine, boldo, prêle, chiendent, queue de cerise, reine-des-prés, réglisse, verveine, aigremoine, baie de genévrier, frêne, cassis, hysope:
1 tasse après les repas.

GRIPPE

Suggestions:

1) Repos au lit.
2) Éviter le surmenage.
3) Boire des jus de fruits et de légumes frais.
4) Suivre le programme de suppléments alimentaires que voici:

Vitamine C 300 mg avec bioflavonoïdes:
1 comprimé aux 3 heures.

Supplément riche en vitamine A de source naturelle provenant de carotte, pissenlit, foie déshydraté, chou, épinard, persil, betterave, foie de poisson:
2 comprimés à chaque repas.

Supplément alimentaire contenant poudre d'ail, rutine, persil, l'hydraste, passiflore, valériane:
1 comprimé 3 fois par jour.

Tonique ami du système respiratoire à base de pin blanc, cerisier sauvage, nard américain, bourgeon de peuplier, sanguinaire:
1 c. à thé aux 3 heures ou au besoin.

Tisane comprenant les plantes suivantes: bourdaine, boldo, prêle, chiendent, queue de cerise, reine-des-prés, réglisse, verveine, aigremoine, baie de genévrier, frêne, cassis, hysope:
1 tasse après les repas.

Compléments:

• Masser la poitrine avec un onguent au menthol.
• Employer de l'huile essentielle d'eucalyptus en inhalation et en diffusion dans l'atmosphère.

Pendant la **GROSSESSE**

Suggestions:

1) Éviter thé et café.
2) Éviter le tabagisme.
3) Éviter l'alcool.
4) Consommer plus de fruits et légumes frais.
5) Éviter le sucre.
6) Éviter les fritures.
7) Suivre le programme de suppléments alimentaires que voici:

Supplément riche en vitamine A de source naturelle provenant de carotte, pissenlit, foie déshydraté, chou, épinard, persil, betterave, foie de poisson:
2 comprimés à chaque repas.

Gelée royale:
1 capsule au petit déjeuner.

Supplément alimentaire d'algues d'eau douce provenant de spiruline et de chlorella:
2 comprimés à chaque repas.

Suppléments de calcium et magnésium provenant de poudre d'os et de dolomite, accompagnés de prêle et luzerne:
2 comprimés avant chaque repas.

Supplément riche en vitamines du complexe B de source naturelle provenant de levure, foie déshydraté, pollen de fleur, huile de germe de blé:
2 comprimés à chaque repas.

Supplément alimentaire contenant huile de carthame, huile d'onagre, huile de bourrache, huile de rose musquée du Chili:
1 capsule avant les repas.

Vitamine C 300 mg avec bioflavonoïdes:
1 comprimé après les repas.

Après la **GROSSESSE**

Suggestions:

1) Prendre suffisamment de sommeil.
2) Marche quotidienne.
3) Prendre des respirations profondes.
4) Éviter le sucre.
5) Éviter les fritures.
6) Éviter l'alcool.
7) Suivre le programme de suppléments alimentaires que voici:

Tonique revitalisant à base de levure, ginseng, fenugrec, algues marines, thym, romarin, chlorella:
1 c. à thé avant les repas.

Supplément riche en vitamines du complexe B de source naturelle provenant de levure, foie déshydraté, pollen de fleur, huile de germe de blé:
2 comprimés à chaque repas.

Suppléments de calcium et magnésium provenant de poudre d'os et de dolomite, accompagnés de prêle et luzerne:
2 comprimés avant chaque repas.

Supplément alimentaire d'algues d'eau douce provenant de spiruline et de chlorella:
2 comprimés à chaque repas.

Vitamine C 300 mg avec bioflavonoïdes:
1 comprimé après les repas.

Tisane comprenant les plantes suivantes: bourdaine, angélique, réglisse, boldo, verveine, reine-des-prés, aigremoine:
1 tasse après les repas.

HÉMORROÏDES

Suggestions:

1) Éviter la constipation.
2) Consommer plus d'aliments riches en fibres, de fruits et légumes frais.
3) Éviter l'abus des viandes.
4) Exercices abdominaux.
5) Boire suffisamment d'eau.
6) Bains de siège dans l'eau froide.
7) Consommer régulièrement des substances mucilagineuses comme la graine de lin ou la graine de psyllium.
8) Suivre le programme de suppléments alimentaires que voici:

Tonique ami de la vésicule biliaire et du foie à base de boldo, artichaut, pissenlit:
40 gouttes dans un demi-verre d'eau au lever.

Chardon Marie:
1 capsule avec eau ou jus de fruit 2 à 3 fois par jour.

Vitamine C 300 mg avec bioflavonoïdes:
1 comprimé après les repas.

Rutine:
1 comprimé par jour.

Ensemble des vitamines antioxydantes et minéraux suivants: bêta-carotène, vitamine C, vitamine E, zinc, sélénium, chromium:
1 capsule avec de l'eau après les repas, 2 fois par jour.

Tisane comprenant les plantes suivantes: bourdaine, angélique, réglisse, boldo, verveine, reine-des-prés, aigremoine:
1 tasse après les repas.

HERNIE

Suggestions:

1) Faire des exercices spécifiquement recommandés par un spécialiste du conditionnement physique.
2) Éviter de soulever des objets trop lourds.
3) Éviter la constipation.
4) Réduire les farineux: pain, brioches, céréales, etc.
5) Suivre le programme de suppléments alimentaires que voici:

Ensemble des vitamines antioxydantes et minéraux suivants: bêta-carotène, vitamine C, vitamine E, zinc, sélénium, chromium:
1 capsule avec de l'eau après les repas, 2 fois par jour.

Supplément riche en vitamines du complexe B de source naturelle provenant de levure, foie déshydraté, pollen de fleur, huile de germe de blé:
2 comprimés à chaque repas.

Tonique revitalisant à base de levure, ginseng, fenugrec, algues marines, thym, romarin, chlorella:
1 c. à thé avant les repas.

Prêle:
1 capsule avant chaque repas.

Tisane de séné:
1 tasse au coucher.

HERPÈS

Suggestions:

1) Éviter l'alcool.
2) Éviter le sucre.
3) Boire des jus de fruits et de légumes frais tous les jours.
4) Application d'huile de vitamine E sur les régions atteintes. Répéter 4 fois par jour.
5) D'année en année, suivre le programme de suppléments alimentaires que voici:

6 premiers mois:

Ensemble des plantes suivantes: ménianthe, grand millet, gingembre, réglisse, persil, aunée, aigremoine, chicorée sauvage:
1 comprimé après chaque repas.

Ensemble des plantes antioxydantes suivantes: poudre de curcuma, baume de citron, feuille de sauge, origan, échinacée, thym, champignon reishi, bioflavonoïdes, luzerne, gingembre, extrait de peau de raisin, extrait de pépin de raisin, écorce de pin:
1 capsule avec eau ou jus de fruit 2 à 3 fois par jour.

Suppléments de calcium et magnésium provenant de poudre d'os et de dolomite, accompagnés de prêle et luzerne:
2 comprimés avant chaque repas.

Supplément riche en vitamines du complexe B de source naturelle provenant de levure, foie déshydraté, pollen de fleur, huile de germe de blé:
3 comprimés à chaque repas.

Vitamine C 300 mg avec bioflavonoïdes:
1 comprimé avant chaque repas et un autre en soirée.

Magnésium liquide:
1 c. à thé dans du jus le matin.

HERPÈS (suite)

6 mois suivants:

Ensemble des plantes suivantes: mélisse, mauve, bourdaine, cascara, épine-vinette, guimauve, menthe:
1 comprimé après chaque repas.

Suppléments de calcium et magnésium provenant de poudre d'os et de dolomite, accompagnés de prêle et luzerne:
2 comprimés avant chaque repas.

Vitamine C 300 mg avec bioflavonoïdes:
1 comprimé avant chaque repas et un autre en soirée.

Supplément alimentaire d'algues d'eau douce provenant de spiruline et de chlorella:
2 comprimés à chaque repas.

Poudre antiacide naturiste à base de protéine de soya, cosse de psyllium, poudre de bouleau, algues marines, yogourt:
1 c. à table après les repas au besoin.

HYPERACTIVITÉ

Suggestions:

1) Se méfier des colorants artificiels et additifs chimiques: glutamate monosodique, benzoate de sodium, BHA, BHT, etc.
2) Éviter les sucres et les farines raffinés.
3) Éviter café, thé, colas, chocolat.
4) Surveiller les allergies alimentaires: produits laitiers, blé, oeufs.
5) Attention aux médicaments contenant de l'aspirine.
6) Lire **Le guide de l'alimentation naturelle.**
7) Suivre le programme de suppléments alimentaires que voici:

Tonique revitalisant à base de levure, ginseng, fenugrec, algues marines, thym, romarin, chlorella:
1 c. à thé avant les repas.

Supplément riche en vitamines du complexe B de source naturelle provenant de levure, foie déshydraté, pollen de fleur, huile de germe de blé:
2 comprimés à chaque repas.

Vitamine C 300 mg avec bioflavonoïdes:
1 comprimé après les repas.

Chlorophylle liquide:
1 c. à thé dans un verre d'eau ou de jus de fruit 2 à 3 fois par jour.

Supplément riche en vitamine A de source naturelle provenant de carotte, pissenlit, foie déshydraté, chou, épinard, persil, betterave, foie de poisson:
2 comprimés à chaque repas.

HYPERTENSION ARTÉRIELLE

Suggestions:

1) Supprimer le sel.
2) Éviter l'alimentation riche en gras.
3) Repos.
4) Attention aux excitants: café, thé, alcool.
5) Éviter le tabagisme.
6) D'année en année, suivre le programme de suppléments alimentaires que voici:

6 premiers mois:

Ensemble des plantes suivantes: persil, pyrole ombellée,
busserole, carotte sauvage, chiendent, pariétaire, buchu,
guimauve, cascara:
1 comprimé après chaque repas.

Supplément riche en vitamines du complexe B de
source naturelle provenant de levure, foie déshydraté,
pollen de fleur, huile de germe de blé:
2 comprimés à chaque repas.

Ensemble des plantes antioxydantes suivantes: poudre
de curcuma, baume de citron, feuille de sauge, origan,
échinacée, thym, champignon reishi, bioflavonoïdes,
luzerne, gingembre, extrait de peau de raisin, extrait de
pépin de raisin, écorce de pin:
1 capsule avec eau ou jus de fruit 2 à 3 fois par jour.

Supplément alimentaire contenant huile de lin, huile de
saumon, huile de poisson:
1 capsule avant chaque repas.

Supplément alimentaire contenant poudre d'ail, rutine,
persil, l'hydraste, passiflore, valériane:
1 comprimé 3 fois par jour.

Tisane comprenant les plantes suivantes: prêle, chiendent, frêne, queue de cerise, cassis, serpolet, genévrier,
hysope, sureau:
1 tasse après les repas.

HYPERTENSION
ARTÉRIELLE (suite)

6 mois suivants:

Ensemble des plantes suivantes: ménianthe, grand millet, gingembre, réglisse, persil, aunée, aigremoine, chicorée sauvage:
1 comprimé après chaque repas.

Suppléments de calcium et magnésium provenant de poudre d'os et de dolomite, accompagnés de prêle et luzerne:
2 comprimés avant chaque repas.

Vitamine C 300 mg avec bioflavonoïdes:
1 comprimé après les repas.

Magnésium liquide:
1 c. à thé dans du jus le matin.

Supplément alimentaire contenant huile de carthame, huile d'onagre, huile de bourrache, huile de rose musquée du Chili:
1 capsule avant les repas.

Tisane comprenant les plantes suivantes: bourdaine, boldo, prêle, chiendent, queue de cerise, reine-des-prés, réglisse, verveine, aigremoine, baie de genévrier, frêne, cassis, hysope:
1 tasse après les repas.

HYPOGLYCÉMIE

Suggestions:

1) Éviter le sucre.
2) Éviter les hydrates de carbone raffinés: farine blanche, sucre blanc.
3) Éviter café, thé, colas, chocolat.
4) Éviter l'alcool.
5) Mettre l'accent sur les légumes verts et les aliments protéinés.
6) Prendre une petite collation l'avant-midi et l'après-midi (pomme et fromage).
7) Marche quotidienne.
8) Lire **Guérir votre foie.**
9) D'année en année, suivre le programme de suppléments alimentaires que voici:

6 premiers mois:

Ensemble des plantes antioxydantes suivantes: poudre de curcuma, baume de citron, feuille de sauge, origan, échinacée, thym, champignon reishi, bioflavonoïdes, luzerne, gingembre, extrait de peau de raisin, extrait de pépin de raisin, écorce de pin:
1 capsule avec eau ou jus de fruit 2 à 3 fois par jour.

Ensemble des plantes suivantes: ménianthe, grand millet, gingembre, réglisse, persil, aunée, aigremoine, chicorée sauvage:
1 comprimé après chaque repas.

Supplément riche en vitamines du complexe B de source naturelle provenant de levure, foie déshydraté, pollen de fleur, huile de germe de blé:
2 comprimés à chaque repas.

Supplément alimentaire d'algues d'eau douce provenant de spiruline et de chlorella:
2 comprimés à chaque repas.

HYPOGLYCÉMIE (suite)

Tisane comprenant les plantes suivantes: bourdaine, angélique, réglisse, boldo, verveine, reine-des-prés, aigremoine:
1 tasse après les repas.

6 mois suivants:

Jus de betterave biologique:
1 ampoule dans un peu d'eau, à jeun le matin.

Ensemble des plantes suivantes: boldo, artichaut, pissenlit dans une base de levure, de poudre de petit lait et de lécithine:
1 comprimé après chaque repas.

Supplément riche en vitamine A de source naturelle provenant de carotte, pissenlit, foie déshydraté, chou, épinard, persil, betterave, foie de poisson:
2 comprimés à chaque repas.

Supplément riche en vitamines du complexe B de source naturelle provenant de levure, foie déshydraté, pollen de fleur, huile de germe de blé:
2 comprimés à chaque repas.

Ensemble des plantes antioxydantes suivantes: poudre de curcuma, baume de citron, feuille de sauge, origan, échinacée, thym, champignon reishi, bioflavonoïdes, luzerne, gingembre, extrait de peau de raisin, extrait de pépin de raisin, écorce de pin:
1 capsule avec eau ou jus de fruit 2 à 3 fois par jour.

Chromium 500 mcg:
1 comprimé par jour avec de l'eau.

Tisane comprenant les plantes suivantes: bourdaine, boldo, prêle, chiendent, queue de cerise, reine-des-prés, réglisse, verveine, aigremoine, baie de genévrier, frêne, cassis, hysope:
1 tasse après les repas.

HYPOTENSION
BASSE PRESSION

Suggestions:

1) Repos.
2) Dormir 10 heures par jour.
3) Boire des jus de fruits et de légumes frais tous les jours.
4) Éviter alcool et café.
5) Pratiquer la marche ou la natation.
6) Lire **Guérir votre foie.**
7) D'année en année, suivre le programme de suppléments alimentaires que voici:

6 premiers mois:

Vitamine E 200 U.I. et huile d'onagre:
1 capsule après les repas.

Ensemble des plantes suivantes: mélisse, mauve, bourdaine, cascara, épine-vinette, guimauve, menthe:
1 comprimé après chaque repas.

Supplément riche en vitamines du complexe B de source naturelle provenant de levure, foie déshydraté, pollen de fleur, huile de germe de blé:
2 comprimés à chaque repas.

Tisane comprenant les plantes suivantes: bourdaine, boldo, prêle, chiendent, queue de cerise, reine-des-prés, réglisse, verveine, aigremoine, baie de genévrier, frêne, cassis, hysope:
1 tasse après les repas.

Gelée royale et propolis:
1 ampoule dans du jus ou de l'eau, à jeun le matin, durant un mois.

HYPOTENSION
BASSE PRESSION (suite)

Continuer ensuite avec un tonique revitalisant à base de levure, ginseng, fenugrec, algues marines, thym, romarin, chlorella:
1 c. à thé avant les repas.

6 mois suivants:

Ensemble des plantes antioxydantes suivantes: poudre de curcuma, baume de citron, feuille de sauge, origan, échinacée, thym, champignon reishi, bioflavonoïdes, luzerne, gingembre, extrait de peau de raisin, extrait de pépin de raisin, écorce de pin:
1 capsule avec eau ou jus de fruit 2 à 3 fois par jour.

Gelée royale et propolis:
1 ampoule à jeun le matin.

Ensemble des plantes suivantes: boldo, artichaut, pissenlit dans une base de levure, de poudre de petit lait et de lécithine:
1 comprimé après chaque repas.

Tonique revitalisant à base de levure, ginseng, fenugrec, algues marines, thym, romarin, chlorella:
1 c. à thé avant les repas.

Vitamine E 200 U.I. et huile d'onagre:
1 capsule après les repas.

Tisane comprenant les plantes suivantes: bourdaine, boldo, prêle, chiendent, queue de cerise, reine-des-prés, réglisse, verveine, aigremoine, baie de genévrier, frêne, cassis, hysope:
1 tasse après les repas.

HYSTÉRECTOMIE
GRANDE OPÉRATION

Suggestions:

1) Supprimer les fritures et le gras animal.
2) Beaucoup de repos: minimum 10 heures de sommeil par nuit.
3) Éviter la constipation.
4) Lire *Le guide de l'alimentation naturelle.*
5) Suivre le programme de suppléments alimentaires que voici:

Vitamine C 300 mg avec bioflavonoïdes:
1 comprimé après les repas et 1 comprimé en soirée.

Supplément riche en vitamines du complexe B de source naturelle provenant de levure, foie déshydraté, pollen de fleur, huile de germe de blé:
2 comprimés à chaque repas.

Vitamine E 200 U.I. et huile d'onagre:
1 capsule après les repas.

Chlorophylle liquide:
1 c. à thé dans un verre d'eau ou de jus de fruit 2 à 3 fois par jour.

Ensemble des plantes antioxydantes suivantes: poudre de curcuma, baume de citron, feuille de sauge, origan, échinacée, thym, champignon reishi, bioflavonoïdes, luzerne, gingembre, extrait de peau de raisin, extrait de pépin de raisin, écorce de pin:
1 capsule avec eau ou jus de fruit 2 à 3 fois par jour.

Supplément alimentaire d'algues d'eau douce provenant de spiruline et de chlorella:
2 comprimés à chaque repas.

IMPUISSANCE SEXUELLE

Suggestions:

1) Consommer des noix régulièrement.
2) Consommer des viandes rouges, des oeufs, des légumes crus.
3) Éviter l'alcool et le tabac.
4) Réduire les aliments riches en gras saturés.
5) Consommer plus de fibres alimentaires: fruits, légumes, céréales complètes.
6) Faire des exercices abdominaux.
7) Suivre le programme de suppléments alimentaires que voici:

Ginseng et gelée royale:
1 ampoule à jeun le matin.

Ensemble des vitamines antioxydantes et minéraux suivants: bêta-carotène, vitamine C, vitamine E, zinc, sélénium, chromium:
1 capsule avec de l'eau après les repas, 2 fois par jour.

Ensemble des plantes antioxydantes suivantes: poudre de curcuma, baume de citron, feuille de sauge, origan, échinacée, thym, champignon reishi, bioflavonoïdes, luzerne, gingembre, extrait de peau de raisin, extrait de pépin de raisin, écorce de pin:
1 capsule avec eau ou jus de fruit 2 à 3 fois par jour.

Supplément riche en vitamines du complexe B de source naturelle provenant de levure, foie déshydraté, pollen de fleur, huile de germe de blé:
2 comprimés à chaque repas.

Magnésium liquide:
1 c. à thé dans du jus matin et soir.

IMPUISSANCE SEXUELLE (suite)

Suppléments de calcium et magnésium provenant de poudre d'os et de dolomite, accompagnés de prêle et luzerne:
2 comprimés avant chaque repas.

Tisane comprenant les plantes suivantes: fleur de camomille et de tilleul, fleur et feuille d'aubépine, feuille de menthe verte, fleur d'oranger, graine d'anis vert, herbe de mélisse et de pensée sauvage, feuille de verveine, racine de valériane:
1 tasse après les repas et au coucher.

INCONTINENCE D'URINE

Suggestions:

1) Réduire autant que possible la consommation de liquide après 18 h.
2) Cultiver une atmosphère sereine à la maison.
3) Éviter les boissons gazeuses.
4) Éviter les aliments dénaturés.
5) Suivre le programme de suppléments alimentaires que voici:

Magnésium liquide:
$\frac{1}{2}$ c. à thé dans un peu de jus matin et soir.

Ensemble des plantes suivantes: persil, pyrole ombellée, busserole, carotte sauvage, chiendent, pariétaire, buchu, guimauve, cascara:
1 comprimé après chaque repas.

Suppléments de calcium et magnésium provenant de poudre d'os et de dolomite, accompagnés de prêle et luzerne:
2 comprimés avant chaque repas.

Supplément riche en vitamines du complexe B de source naturelle provenant de levure, foie déshydraté, pollen de fleur, huile de germe de blé:
2 comprimés à chaque repas.

Plantes éliminatrices à base d'extrait de canneberge, extrait de busserole, huile de graine de citrouille, huile de graine de lin, lécithine, flocon de fève de soya:
1 capsule avec de l'eau avant les repas, 2 fois par jour.

INFECTIONS

Suggestions:

1) Éviter les aliments acidifiants (voir page 27).
2) Bain chaud le soir.
3) Attention aux sucreries.
4) Lire *Le guide de l'alimentation naturelle.*
5) D'année en année, suivre le programme de suppléments alimentaires que voici:

6 premiers mois:

Extrait de radis noir et d'artichaut biologiques:
1 ampoule dans un jus de raisin 15 minutes avant le déjeuner.

Magnésium liquide:
1 c. à thé dans du jus matin et soir.

Extrait de semence et de pulpe de pamplemousse:
2 à 3 gouttes dans un peu d'eau 2 fois par jour.

Supplément riche en vitamine A de source naturelle provenant de carotte, pissenlit, foie déshydraté, chou, épinard, persil, betterave, foie de poisson:
2 comprimés à chaque repas.

Vitamine C 300 mg avec bioflavonoïdes:
1 comprimé après chaque repas. En début d'infection, 1 comprimé aux 2 heures.

Tisane comprenant les plantes suivantes: bourdaine, boldo, prêle, chiendent, queue de cerise, reine-des-prés, réglisse, verveine, aigremoine, baie de genévrier, frêne, cassis, hysope:
1 tasse après les repas.

INFECTIONS (suite)

6 mois suivants:

Jus de betterave biologique:
1 ampoule dans un peu d'eau, à jeun le matin.

Vitamine C 300 mg avec bioflavonoïdes:
1 comprimé après les repas.

Extrait de semence et de pulpe de pamplemousse:
2 à 3 gouttes dans un peu d'eau 2 fois par jour.

Supplément alimentaire d'algues d'eau douce provenant de spiruline et de chlorella:
2 comprimés à chaque repas.

Tisane comprenant les plantes suivantes: bourdaine, angélique, réglisse, boldo, verveine, reine-des-prés, aigremoine:
1 tasse après les repas.

INFECTION DE LA VESSIE

Suggestions:

1) Supprimer les aliments acidifiants (voir page 27).
2) Bain chaud tous les jours.
3) Beaucoup de sommeil.
4) Application d'argile sur le bas-ventre.
5) Consommer du jus de canneberge.
6) D'année en année, suivre le programme de suppléments alimentaires que voici:

6 premiers mois:

Vitamine C 300 mg avec bioflavonoïdes:
1 comprimé aux 2 heures.

Magnésium liquide:
1 c. à thé avant chaque repas.

Ensemble des plantes suivantes: ménianthe, grand millet, gingembre, réglisse, persil, aunée, aigremoine, chicorée sauvage:
1 comprimé après chaque repas.

Suppléments de calcium et magnésium provenant de poudre d'os et de dolomite, accompagnés de prêle et luzerne:
2 comprimés avant chaque repas.

Jus d'échinacée biologique:
1 ampoule dans un peu d'eau ou de jus de fruit à jeun le matin, durant un mois. Arrêter un mois et recommencer.

Plantes éliminatrices à base d'extrait de canneberge, extrait de busserole, huile de graine de citrouille, huile de graine de lin, lécithine, flocon de fève de soya:
1 capsule avec de l'eau avant les repas, 2 fois par jour.

INFECTION DE LA VESSIE (suite)

Tisane comprenant les plantes suivantes: prêle, chiendent, frêne, queue de cerise, cassis, serpolet, genévrier, hysope, sureau:
1 tasse après les repas.

6 mois suivants:

Jus de betterave biologique:
1 ampoule dans un peu d'eau, à jeun le matin.

Supplément riche en vitamine A de source naturelle provenant de carotte, pissenlit, foie déshydraté, chou, épinard, persil, betterave, foie de poisson:
2 comprimés à chaque repas.

Vitamine C 300 mg avec bioflavonoïdes:
1 comprimé après les repas.

Magnésium liquide:
1 c. à thé avant chaque repas.

Plantes éliminatrices à base d'extrait de canneberge, extrait de busserole, huile de graine de citrouille, huile de graine de lin, lécithine, flocon de fève de soya:
1 capsule avec de l'eau avant les repas, 2 fois par jour.

Ensemble des plantes suivantes: mélisse, mauve, bourdaine, cascara, épine-vinette, guimauve, menthe:
1 comprimé après chaque repas.

Tisane comprenant les plantes suivantes: bourdaine, boldo, prêle, chiendent, queue de cerise, reine-des-prés, réglisse, verveine, aigremoine, baie de genévrier, frêne, cassis, hysope:
1 tasse après les repas.

INSOMNIE

Suggestions:

1) Bain chaud le soir.
2) Éviter le sucre.
3) Se détendre régulièrement.
4) Marche quotidienne.
5) D'année en année, suivre le programme de suppléments alimentaires que voici:

6 premiers mois:

Ensemble des plantes calmantes suivantes: pulsatille, passiflore, valériane:
1 comprimé au coucher.

Magnésium liquide:
1 c. à thé dans du jus matin et soir.

Supplément riche en vitamines du complexe B de source naturelle provenant de levure, foie déshydraté, pollen de fleur, huile de germe de blé:
2 comprimés à chaque repas.

Tisane comprenant les plantes suivantes: fleur de camomille et de tilleul, fleur et feuille d'aubépine, feuille de menthe verte, fleur d'oranger, graine d'anis vert, herbe de mélisse et de pensée sauvage, feuille de verveine, racine de valériane:
1 tasse après les repas et au coucher.

Eau de fleur d'oranger dans la tisane au besoin.

INSOMNIE (suite)

6 mois suivants:

Vitamine C 300 mg avec bioflavonoïdes:
1 comprimé après les repas.

Vitamine E 200 U.I. et huile d'onagre:
1 capsule après les repas.

Lécithine et huile de carthame:
1 capsule à chaque repas.

Ensemble des plantes antioxydantes suivantes: poudre
de curcuma, baume de citron, feuille de sauge, origan,
échinacée, thym, champignon reishi, bioflavonoïdes,
luzerne, gingembre, extrait de peau de raisin, extrait de
pépin de raisin, écorce de pin:
1 capsule avec eau ou jus de fruit 2 à 3 fois par jour.

Valériane:
1 ou 2 comprimés au coucher.

Tisane comprenant les plantes suivantes: camomille,
menthe douce, feuille de bleuet, fleur d'oranger, fleur de
tilleul, écorce de citronnier, fleur de passiflore, bouton
de rose:
1 tasse au coucher.

INSUFFISANCE BILIAIRE

Suggestions:

1) Supprimer les fritures.
2) Mastiquer lentement, 30 fois par bouchée.
3) Attention aux produits laitiers.
4) Marche quotidienne.
5) Lire *Guérir votre foie.*
6) D'année en année, suivre le programme de suppléments alimentaires que voici:

6 premiers mois:

Tonique ami de la vésicule biliaire et du foie à base de
boldo, artichaut, pissenlit:
40 gouttes dans un demi-verre d'eau au lever. Au
besoin, 20 gouttes au coucher.

Chardon Marie:
1 capsule avec eau ou jus de fruit 2 à 3 fois par jour.

Supplément riche en vitamines du complexe B de
source naturelle provenant de levure, foie déshydraté,
pollen de fleur, huile de germe de blé:
2 comprimés à chaque repas.

Ensemble des plantes suivantes: mélisse, mauve, bourdaine, cascara, épine-vinette, guimauve, menthe:
1 comprimé après les repas du midi et du soir.

Tisane comprenant les plantes suivantes: bourdaine,
angélique, réglisse, boldo, verveine, reine-des-prés,
aigremoine:
1 tasse après les repas.

INSUFFISANCE BILIAIRE (suite)

6 mois suivants:

Jus de betterave biologique:
1 ampoule dans un peu d'eau, à jeun le matin.

Ensemble des plantes suivantes: boldo, artichaut, pissenlit dans une base de levure, de poudre de petit lait et de lécithine:
1 comprimé après chaque repas.

Ensemble des plantes antioxydantes suivantes: poudre de curcuma, baume de citron, feuille de sauge, origan, échinacée, thym, champignon reishi, bioflavonoïdes, luzerne, gingembre, extrait de peau de raisin, extrait de pépin de raisin, écorce de pin:
1 capsule avec eau ou jus de fruit 2 à 3 fois par jour.

Vitamine C 300 mg avec bioflavonoïdes:
1 comprimé après les repas.

Tisane comprenant les plantes suivantes: bourdaine, boldo, prêle, chiendent, queue de cerise, reine-des-prés, réglisse, verveine, aigremoine, baie de genévrier, frêne, cassis, hysope:
1 tasse après les repas.

KYSTE

Suggestions:

1) Une journée par semaine, ne prendre que des jus.
2) Éviter les aliments dénaturés.
3) Éviter alcool, tabac, boissons gazeuses.
4) Éviter le sucre.
5) Éviter café, thé, chocolat.
6) D'année en année, suivre le programme de suppléments alimentaires que voici:

6 premiers mois:

Supplément riche en vitamine A de source naturelle provenant de carotte, pissenlit, foie déshydraté, chou, épinard, persil, betterave, foie de poisson:
2 comprimés à chaque repas.

Vitamine C 300 mg avec bioflavonoïdes:
1 comprimé après les repas.

Chlorophylle liquide:
1 c. à thé dans un verre d'eau ou de jus de fruit 2 à 3 fois par jour.

Tonique dépuratif à base des plantes suivantes: bardane, busserole, chiendent, berberis, bourrache, bruyère, sureau, gentiane, prêle, reine-des-prés, sauge, cascara sagrada:
1 c. à thé avant chaque repas.

Magnésium liquide:
1 c. à thé dans un jus de pomme le matin.

Tisane comprenant les plantes suivantes: prêle, chiendent, frêne, queue de cerise, cassis, serpolet, genévrier, hysope, sureau:
1 tasse après les repas.

KYSTE (suite)

6 mois suivants:

Jus de chou biologique:
1 ampoule dans un peu d'eau, à jeun le matin.

Ensemble des plantes suivantes: boldo, artichaut, pissenlit dans une base de levure, de poudre de petit lait et de lécithine:
1 comprimé après chaque repas.

Supplément riche en vitamines du complexe B de source naturelle provenant de levure, foie déshydraté, pollen de fleur, huile de germe de blé:
2 comprimés à chaque repas.

Supplément alimentaire d'algues d'eau douce provenant de spiruline et de chlorella:
2 comprimés à chaque repas.

Vitamine C 300 mg avec bioflavonoïdes:
1 comprimé après les repas.

Chlorophylle liquide:
1 c. à thé dans un verre d'eau ou de jus de fruit 2 à 3 fois par jour.

Tisane comprenant les plantes suivantes: bourdaine, boldo, prêle, chiendent, queue de cerise, reine-des-prés, réglisse, verveine, aigremoine, baie de genévrier, frêne, cassis, hysope:
1 tasse après les repas.

MAIGREUR

Suggestions:

1) Mastiquer lentement, 30 fois par bouchée.
2) Petite collation entre les repas.
3) Éviter le tabagisme.
4) Faire de l'exercice physique.
5) Lire *Le guide de l'alimentation naturelle.*
6) D'année en année, suivre le programme de suppléments alimentaires que voici:

6 premiers mois:

Gelée royale et propolis:
1 ampoule dans du jus ou de l'eau, à jeun le matin.

Supplément alimentaire contenant huile de carthame, huile d'onagre, huile de bourrache, huile de rose musquée du Chili:
1 capsule avant les repas.

Supplément de protéines avec enzymes digestifs:
3 comprimés à chaque repas.

Ensemble des plantes suivantes: mélisse, mauve, bourdaine, cascara, épine-vinette, guimauve, menthe:
1 comprimé après chaque repas.

Tisane comprenant les plantes suivantes: bourdaine, boldo, prêle, chiendent, queue de cerise, reine-des-prés, réglisse, verveine, aigremoine, baie de genévrier, frêne, cassis, hysope:
1 tasse après les repas.

MAIGREUR (suite)

6 mois suivants:

Tonique revitalisant à base de levure, ginseng, fenugrec, algues marines, thym, romarin, chlorella:
1 c. à thé avant les repas.

Ginseng et gelée royale:
1 ampoule à jeun le matin.

Ensemble des plantes antioxydantes suivantes: poudre de curcuma, baume de citron, feuille de sauge, origan, échinacée, thym, champignon reishi, bioflavonoïdes, luzerne, gingembre, extrait de peau de raisin, extrait de pépin de raisin, écorce de pin:
1 capsule avec eau ou jus de fruit 2 à 3 fois par jour.

Ensemble des plantes suivantes: ménianthe, grand millet, gingembre, réglisse, persil, aunée, aigremoine, chicorée sauvage:
1 comprimé après chaque repas.

Papaïne:
2 comprimés après les repas.

Tisane comprenant les plantes suivantes: bourdaine, angélique, réglisse, boldo, verveine, reine-des-prés, aigremoine:
1 tasse après les repas.

MALADIE DE PAGET

Suggestions:

1) Prendre du soleil régulièrement.
2) Éviter les aliments acidifiants (voir page 27).
3) Éviter l'abus des viandes: pas plus de 3 repas de viande par semaine.
4) Éviter le sucre.
5) Bain chaud le soir.
6) Suivre le programme de suppléments alimentaires que voici:

Suppléments de calcium et magnésium provenant de poudre d'os et de dolomite, accompagnés de prêle et luzerne:
3 comprimés avant chaque repas.

Ensemble des vitamines antioxydantes et minéraux suivants: bêta-carotène, vitamine C, vitamine E, zinc, sélénium, chromium:
1 capsule avec de l'eau après les repas, 2 fois par jour.

Jus de griffe du diable:
1 ampoule dans un peu de jus à jeun le matin, 20 jours par mois.

Supplément alimentaire contenant huile de lin, huile de saumon, huile de poisson:
1 capsule avant chaque repas.

Magnésium liquide:
1 c. à thé dans un peu d'eau avant chaque repas.

MALADIES VÉNÉRIENNES

Suggestions:

1) Éviter le sucre.
2) Éliminer les fritures.
3) Consommer des légumes verts en grande quantité.
4) Suivre le programme de suppléments alimentaires que voici:

Supplément alimentaire contenant poudre d'ail, rutine, persil, l'hydraste, passiflore, valériane:
1 comprimé 3 fois par jour.

Poudre antiacide naturiste à base de protéine de soya, cosse de psyllium, poudre de bouleau, algues marines et yogourt:
1 c. à table après les repas au besoin.

Vitamine C 300 mg avec bioflavonoïdes:
1 comprimé après les repas et 1 comprimé en soirée.

Supplément riche en vitamine A de source naturelle provenant de carotte, pissenlit, foie déshydraté, chou, épinard, persil, betterave, foie de poisson:
2 comprimés à chaque repas.

Chlorophylle liquide:
1 c. à thé dans un verre d'eau ou de jus de fruit 2 à 3 fois par jour.

Magnésium liquide:
1 c. à thé dans du jus matin et soir.

MANQUE D'APPÉTIT

Suggestions:

1) Faire plus d'exercice au grand air.
2) Éviter les aliments indigestes, fritures, etc.
3) Au repas, utiliser le sel végétalisé.
4) Lire **_Guérir votre foie._**
5) D'année en année, suivre le programme de suppléments alimentaires que voici:

6 premiers mois:

Tonique ami de la vésicule biliaire et du foie à base de boldo, artichaut, pissenlit:
40 gouttes dans un demi-verre d'eau au lever.

Supplément riche en vitamines du complexe B de source naturelle provenant de levure, foie déshydraté, pollen de fleur, huile de germe de blé:
2 comprimés à chaque repas.

Fenugrec:
1 comprimé à chaque repas.

Gelée royale et propolis:
1 ampoule à jeun le matin.

MANQUE D'APPÉTIT (suite)

6 mois suivants:

Jus de betterave biologique:
1 ampoule dans un peu d'eau, à jeun le matin.

Ensemble des plantes suivantes: boldo, artichaut, pissenlit dans une base de levure, de poudre de petit lait et de lécithine:
1 comprimé après chaque repas.

Tonique revitalisant à base de levure, ginseng, fenugrec, algues marines, thym, romarin, chlorella:
1 c. à thé avant les repas.

Ensemble des plantes antioxydantes suivantes: poudre de curcuma, baume de citron, feuille de sauge, origan, échinacée, thym, champignon reishi, bioflavonoïdes, luzerne, gingembre, extrait de peau de raisin, extrait de pépin de raisin, écorce de pin:
1 capsule avec eau ou jus de fruit 2 à 3 fois par jour.

MAUVAISE HALEINE

Suggestions:

1) Consommer plus de fruits et légumes frais.
2) Ne pas abuser des produits laitiers.
3) Mastiquer à fond, 30 fois par bouchée.
4) Éviter la constipation.
5) Consommer plus de fibres alimentaires.
6) Attention au tabagisme.
7) Lire *Guérir votre foie.*
8) D'année en année, suivre le programme de suppléments alimentaires que voici:

6 premiers mois:

Extrait de radis noir et d'artichaut biologiques:
1 ampoule dans un jus de raisin 15 minutes avant le
déjeuner.

Chlorophylle liquide:
1 c. à thé dans un verre d'eau ou de jus de fruit 2 à 3
fois par jour.

Supplément alimentaire contenant huile de carthame,
huile d'onagre, huile de bourrache, huile de rose musquée du Chili:
1 capsule avant les repas.

Ensemble des plantes suivantes: mélisse, mauve, bourdaine, cascara, épine-vinette, guimauve, menthe:
1 comprimé après chaque repas.

Tisane comprenant les plantes suivantes: bourdaine,
boldo, prêle, chiendent, queue de cerise, reine-des-prés,
réglisse, verveine, aigremoine, baie de genévrier, frêne,
cassis, hysope:
1 tasse après les repas.

MAUVAISE HALEINE (suite)

6 mois suivants:

Tonique dépuratif à base des plantes suivantes: bardane, busserole, chiendent, berberis, bourrache, bruyère, sureau, gentiane, prêle, reine-des-prés, sauge, cascara sagrada:
1 c. à thé avant chaque repas.

Magnésium liquide:
1 c. à thé dans du jus le matin.

Vitamine C 300 mg avec bioflavonoïdes:
1 comprimé après les repas.

Supplément riche en vitamine A de source naturelle provenant de carotte, pissenlit, foie déshydraté, chou, épinard, persil, betterave, foie de poisson:
2 comprimés à chaque repas.

Bactéries lactiques sans lait avec protection gastrique naturelle pour qu'elles se dissolvent dans l'intestin:
1 capsule avec de l'eau après les repas, 2 à 3 fois par jour.

Problèmes de MÉMOIRE

Suggestions:

1) Consommer plus de fruits et légumes frais.
2) Éviter l'alcool.
3) Éviter le tabagisme.
4) Apprendre à mieux relaxer.
5) Faire de l'exercice physique.
6) Suivre le programme de suppléments alimentaires que voici:

Supplément riche en vitamines du complexe B de source naturelle provenant de levure, foie déshydraté, pollen de fleur, huile de germe de blé:
2 comprimés à chaque repas.

Ensemble des vitamines antioxydantes et minéraux suivants: bêta-carotène, vitamine C, vitamine E, zinc, sélénium, chromium:
1 capsule avec de l'eau après les repas, 2 fois par jour.

Lécithine et huile de carthame:
1 capsule à chaque repas.

Chlorure de magnésium:
1 comprimé aux repas, 3 fois par jour.

Ginkgo biloba 400 mg:
1 capsule 3 fois par jour.

Tisane comprenant les plantes suivantes: feuille de framboise, feuille de buis, feuille de séné, herbe de romarin, orge grillée, feuille de buchu, muscade, cascara sagrada:
1 tasse après les repas.

Troubles de la **MÉNOPAUSE**

Suggestions:

1) Éviter le sucre.
2) Éviter thé, café, alcool.
3) Marche quotidienne.
4) Prendre des respirations profondes.
5) Lire **_Guérir votre foie._**
6) D'année en année, suivre le programme de suppléments alimentaires que voici:

6 premiers mois:

Supplément alimentaire d'algues d'eau douce provenant de spiruline et de chlorella:
2 comprimés à chaque repas.

Vitamine E 200 U.I. et huile d'onagre:
1 capsule après les repas.

Multivitamines et minéraux:
1 capsule 4 fois par jour.

Ensemble des plantes antioxydantes suivantes: poudre de curcuma, baume de citron, feuille de sauge, origan, échinacée, thym, champignon reishi, bioflavonoïdes, luzerne, gingembre, extrait de peau de raisin, extrait de pépin de raisin, écorce de pin:
1 capsule avec eau ou jus de fruit 2 à 3 fois par jour.

Sauge:
1 capsule avant les repas.

Ensemble des plantes suivantes: mélisse, mauve, bourdaine, cascara, épine-vinette, guimauve, menthe:
1 comprimé après chaque repas.

Tisane comprenant les plantes suivantes: bourdaine, angélique, réglisse, boldo, verveine, reine-des-prés, aigremoine:
1 tasse après les repas.

Troubles de la **MÉNOPAUSE** (suite)

6 mois suivants:

Multivitamines et minéraux:
1 capsule 4 fois par jour.

Ensemble des vitamines antioxydantes et minéraux suivants: bêta-carotène, vitamine C, vitamine E, zinc, sélénium, chromium:
1 capsule avec de l'eau après les repas, 2 fois par jour.

Suppléments de calcium et magnésium provenant de poudre d'os et de dolomite, accompagnés de prêle et luzerne:
2 comprimés avant chaque repas.

Ginseng:
1 comprimé 3 fois par jour.

Sauge:
1 capsule avant les repas.

Tisane comprenant les plantes suivantes: bourdaine, boldo, prêle, chiendent, queue de cerise, reine-des-prés, réglisse, verveine, aigremoine, baie de genévrier, frêne, cassis, hysope:
1 tasse après les repas.

MENSTRUATIONS DIFFICILES

Suggestions:

1) Éviter le sucre.
2) Réduire le sel.
3) Éviter la constipation. Consommer plus de fibres.
4) Bouillotte d'eau chaude sur le foie.
5) Lire **Guérir votre foie.**
6) Suivre le programme de suppléments alimentaires que voici:

Ensemble des plantes suivantes: mélisse, mauve, bourdaine, cascara, épine-vinette, guimauve, menthe:
1 comprimé après chaque repas.

Ensemble des vitamines antioxydantes et minéraux suivants: bêta-carotène, vitamine C, vitamine E, zinc, sélénium, chromium:
1 capsule avec de l'eau après les repas, 2 fois par jour.

Suppléments de calcium et magnésium provenant de poudre d'os et de dolomite, accompagnés de prêle et luzerne:
2 comprimés avant chaque repas.

Supplément alimentaire d'algues d'eau douce provenant de spiruline et de chlorella:
2 comprimés à chaque repas.

Ensemble des plantes antioxydantes suivantes: poudre de curcuma, baume de citron, feuille de sauge, origan, échinacée, thym, champignon reishi, bioflavonoïdes, luzerne, gingembre, extrait de peau de raisin, extrait de pépin de raisin, écorce de pin:
1 capsule avec eau ou jus de fruit 2 à 3 fois par jour.

Tisane comprenant les plantes suivantes: bourdaine, boldo, prêle, chiendent, queue de cerise, reine-des-prés, réglisse, verveine, aigremoine, baie de genévrier, frêne, cassis, hysope:
1 tasse après les repas.

MIGRAINE

Suggestions:

1) Attention au thé et au café.
2) Réduire le sel.
3) Éviter le sucre.
4) Bain chaud le soir.
5) Lire **Le guide de l'alimentation naturelle** et **Guérir votre foie.**
6) D'année en année, suivre le programme de supplément alimentaires que voici:

6 premiers mois:

Extrait de radis noir et d'artichaut biologiques:
1 ampoule dans un jus de raisin 15 minutes avant le déjeuner.

Saule blanc 400 mg:
1 capsule avant les repas, 3 fois par jour.

Ensemble des plantes suivantes: persil, pyrole ombellée, busserole, carotte sauvage, chiendent, pariétaire, buchu, guimauve, cascara:
1 comprimé après chaque repas.

Supplément riche en vitamines du complexe B de source naturelle provenant de levure, foie déshydraté, pollen de fleur, huile de germe de blé:
2 comprimés à chaque repas.

Tisane comprenant les plantes suivantes: bourdaine, boldo, prêle, chiendent, queue de cerise, reine-des-prés, réglisse, verveine, aigremoine, baie de genévrier, frêne, cassis, hysope:
1 tasse après les repas.

MIGRAINE (suite)

6 mois suivants:

Jus de betterave biologique:
1 ampoule dans un peu d'eau, à jeun le matin.

Tonique ami de la vésicule biliaire et du foie à base de boldo, artichaut, pissenlit:
40 gouttes dans un demi-verre d'eau au lever.

Ensemble des plantes suivantes: ménianthe, grand millet, gingembre, réglisse, persil, aunée, aigremoine, chicorée sauvage:
1 comprimé après chaque repas.

Gingembre 500 mg:
1 capsule avec eau ou jus de fruit aux repas, 2 fois par jour.

Tisane comprenant les plantes suivantes: bourdaine, angélique, réglisse, boldo, verveine, reine-des-prés, aigremoine:
1 tasse après les repas
OU
infusion de camomille:
1 tasse après les repas.

MONONUCLÉOSE

Suggestions:

1) S'il y a fièvre lors de la phase aiguë, appliquer des compresses d'eau froide sur le front.
2) Application d'argile verte sur la gorge.
3) Supprimer fritures, gras animal, produits laitiers.
4) Beaucoup de repos: minimum 10 à 12 heures de sommeil par nuit pendant plusieurs mois.
5) Surveiller les intestins: lavement si nécessaire.
6) Consommer plus de fruits et légumes frais.
7) D'année en année, suivre le programme de suppléments alimentaires que voici:

6 premiers mois:

Gelée royale et propolis:
1 ampoule dans un jus de carotte, pomme et céleri, au lever et au coucher.

Vitamine C 300 mg avec bioflavonoïdes:
1 comprimé aux 2 heures.

Magnésium liquide:
1 c. à thé dans un peu d'eau avant chaque repas.

Supplément riche en vitamines du complexe B de source naturelle provenant de levure, foie déshydraté, pollen de fleur, huile de germe de blé:
3 comprimés à chaque repas.

Tisane comprenant les plantes suivantes: bourdaine, angélique, réglisse, boldo, verveine, reine-des-prés, aigremoine:
1 tasse après les repas.

MONONUCLÉOSE (suite)

6 mois suivants:

Tonique revitalisant à base de levure, ginseng, fenugrec, algues marines, thym, romarin, chlorella:
1 c. à thé avant les repas.

Supplément riche en vitamine A de source naturelle provenant de carotte, pissenlit, foie déshydraté, chou, épinard, persil, betterave, foie de poisson:
2 comprimés à chaque repas.

Magnésium liquide:
1 c. à thé dans du jus le matin.

Ensemble des vitamines antioxydantes et minéraux suivants: bêta-carotène, vitamine C, vitamine E, zinc, sélénium, chromium:
1 capsule avec de l'eau après les repas, 2 fois par jour.

Ensemble des plantes antioxydantes suivantes: poudre de curcuma, baume de citron, feuille de sauge, origan, échinacée, thym, champignon reishi, bioflavonoïdes, luzerne, gingembre, extrait de peau de raisin, extrait de pépin de raisin, écorce de pin:
1 capsule avec eau ou jus de fruit 2 à 3 fois par jour.

Tisane comprenant les plantes suivantes: bourdaine, boldo, prêle, chiendent, queue de cerise, reine-des-prés, réglisse, verveine, aigremoine, baie de genévrier, frêne, cassis, hysope:
1 tasse après les repas.

NERVOSITÉ

Suggestions:

1) Éviter le sucre.
2) Bain chaud le soir.
3) Marche quotidienne.
4) Supprimer les aliments acidifiants (voir page 27).
5) Supprimer les stimulants: café, thé, chocolat, épices, etc.
6) Lire *Les vitamines naturelles.*
7) D'année en année, suivre le programme de suppléments alimentaires que voici:

6 premiers mois:

Supplément riche en vitamines du complexe B de source naturelle provenant de levure, foie déshydraté, pollen de fleur, huile de germe de blé:
2 comprimés à chaque repas.

Suppléments de calcium et magnésium provenant de poudre d'os et de dolomite, accompagnés de prêle et luzerne:
2 comprimés avant chaque repas.

Tonique dépuratif à base des plantes suivantes: bardane, busserole, chiendent, berberis, bourrache, bruyère, sureau, gentiane, prêle, reine-des-prés, sauge, cascara sagrada:
1 à 2 c. à thé avant chaque repas.

Lécithine et huile de carthame:
1 capsule à chaque repas.

NERVOSITÉ (suite)

Tisane comprenant les plantes suivantes: fleur de camomille et de tilleul, fleur et feuille d'aubépine, feuille de menthe verte, fleur d'oranger, graine d'anis vert, herbe de mélisse et de pensée sauvage, feuille de verveine, racine de valériane:
1 tasse après les repas et au coucher.

Eau de fleur d'oranger dans la tisane au besoin.

6 mois suivants:

Tonique revitalisant à base de levure, ginseng, fenugrec, algues marines, thym, romarin, chlorella:
1 c. à thé avant les repas.

Magnésium liquide:
1 c. à thé dans du jus le matin.

Vitamine C 300 mg avec bioflavonoïdes:
1 comprimé après les repas.

Lécithine et huile de carthame:
1 capsule à chaque repas.

Valériane:
1 ou 2 comprimés au coucher.

Tisane comprenant les plantes suivantes: fleur de camomille et de tilleul, fleur et feuille d'aubépine, feuille de menthe verte, fleur d'oranger, graine d'anis vert, herbe de mélisse et de pensée sauvage, feuille de verveine, racine de valériane:
1 tasse après les repas et au coucher.

OBÉSITÉ

Suggestions:

1) Réduire les farineux et les féculents.
2) Éviter le sucre.
3) Marche quotidienne.
4) Bain chaud le soir.
6) Lire *Le guide de l'alimentation naturelle.*
5) Massage avec gel amincissant aux algues et gant de crin.
7) D'année en année, suivre le programme de suppléments alimentaires que voici:

6 premiers mois:

Substitut de repas:
Remplacer 1 ou 2 repas par jour par le substitut.

Ensemble des suppléments suivants: poudre de pamplemousse, levure de bière, lécithine de soya, vinaigre de cidre, varech:
1 ou 2 comprimés avant les repas.

Poudre de tiges d'ananas:
1 ou 2 capsules avant les repas.

Supplément alimentaire d'algues d'eau douce provenant de spiruline et de chlorella:
2 comprimés à chaque repas.

Glucomannan:
2 capsules 30 à 60 minutes avant les repas suivies d'un grand verre d'eau.

Tisane comprenant les plantes suivantes: menthe, pensée sauvage, lierre terrestre, thym, frêne en feuille, camomille, sauge, fleur et feuille d'aubépine, varech vésiculeux:
1 tasse après les repas.

OBÉSITÉ (suite)

6 mois suivants:

Ensemble des plantes suivantes: mélisse, mauve, bourdaine, cascara, épine-vinette, guimauve, menthe:
1 comprimé après chaque repas.

Vitamine C 300 mg avec bioflavonoïdes:
1 comprimé après les repas.

Substitut de repas:
Remplacer 1 ou 2 repas par jour par le substitut.

Supplément alimentaire d'algues d'eau douce provenant de spiruline et de chlorella:
2 comprimés à chaque repas.

Supplément riche en fibres de source naturelle provenant d'avoine, pomme, pamplemousse:
2 comprimés avec un grand verre d'eau 15 minutes avant chaque repas.

Tisane comprenant les plantes suivantes: menthe, pensée sauvage, lierre terrestre, thym, frêne en feuille, camomille, sauge, fleur et feuille d'aubépine, varech vésiculeux:
1 tasse après les repas.

OEDÈME

Suggestions:

1) Réduire le sel.
2) Éviter les fritures et le gras animal.
3) Consommer des fruits et légumes frais en bonne quantité.
4) Boire de l'eau distillée.
5) Lire **Guérir votre foie.**
6) Suivre le programme de suppléments alimentaires que voici:

Ensemble des plantes suivantes: persil, pyrole ombellée, busserole, carotte sauvage, chiendent, pariétaire, buchu, guimauve, cascara:
1 comprimé après chaque repas.

Vitamine C 300 mg avec bioflavonoïdes:
1 comprimé après les repas.

Algues marines:
1 comprimé avant les repas.

Supplément riche en vitamine A de source naturelle provenant de carotte, pissenlit, foie déshydraté, chou, épinard, persil, betterave, foie de poisson:
2 comprimés à chaque repas.

Tisane comprenant les plantes suivantes: prêle, chiendent, frêne, queue de cerise, cassis, serpolet, genévrier, hysope, sureau:
1 tasse après les repas.

ONGLES (SECS, CASSANTS, MOUS, TACHES BLANCHES)

Suggestions:

1) Consommer plus de fruits et légumes frais. Éviter les aliments dénaturés.
2) Éviter le sucre.
3) Éviter les aliments gras.
4) Tremper les ongles dans de l'huile d'olive chaude.
5) Lire *Le guide de l'alimentation naturelle.*
6) Suivre le programme de suppléments alimentaires que voici:

Supplément riche en vitamines du complexe B de source naturelle provenant de levure, foie déshydraté, pollen de fleur, huile de germe de blé:
2 comprimés à chaque repas.

Suppléments de calcium et magnésium provenant de poudre d'os et de dolomite, accompagnés de prêle et luzerne:
2 comprimés avant chaque repas.

Prêle:
1 capsule à chaque repas.

Ensemble des vitamines antioxydantes et minéraux suivants: bêta-carotène, vitamine C, vitamine E, zinc, sélénium, chromium:
1 capsule avec de l'eau après les repas, 2 fois par jour.

Tisane comprenant les plantes suivantes: bourdaine, angélique, réglisse, boldo, verveine, reine-des-prés, aigremoine:
1 tasse après les repas.

OPÉRATIONS (PRÉPARATION)

Suggestions:

1) Éviter les fritures et le gras animal.
2) Mastiquer lentement, 30 fois par bouchée.
3) Éviter le sucre.
4) Lire **Guérir votre foie.**
5) Suivre le programme de suppléments alimentaires que voici:

Vitamine C 300 mg avec bioflavonoïdes:
1 comprimé après les repas.

Supplément riche en vitamine A de source naturelle provenant de carotte, pissenlit, foie déshydraté, chou, épinard, persil, betterave, foie de poisson:
2 comprimés à chaque repas.

Ail:
1 comprimé par jour.

Culture de yogourt:
1 capsule par jour.

Dolomite:
1 comprimé par jour.

Huile de saumon:
1 capsule par jour.

Chlorella:
2 comprimés par jour.

Supplément riche en vitamines du complexe B de source naturelle provenant de levure, foie déshydraté, pollen de fleur, huile de germe de blé:
2 comprimés à chaque repas.

Tisane comprenant les plantes suivantes: bourdaine, angélique, réglisse, boldo, verveine, reine-des-prés, aigremoine:
1 tasse après les repas.

OSTÉOPOROSE

Suggestions:

1) Supprimer les aliments acidifiants (voir page 27).
2) Éviter le sucre.
3) Consommer du fromage cottage maigre régulièrement.
4) Consommer de l'huile d'olive dans vos salades.
5) Éviter café, tabac, alcool.
6) Faire de l'exercice physique.
7) Lire **Le guide de l'alimentation naturelle.**
8) Suivre le programme de suppléments alimentaires que voici:

Suppléments de calcium et magnésium provenant de poudre d'os et de dolomite, accompagnés de prêle et luzerne:
2 comprimés avant chaque repas.

Supplément riche en vitamines du complexe B de source naturelle provenant de levure, foie déshydraté, pollen de fleur, huile de germe de blé:
2 comprimés à chaque repas.

Ensemble des vitamines antioxydantes et minéraux suivants: bêta-carotène, vitamine C, vitamine E, zinc, sélénium, chromium:
1 capsule avec de l'eau après les repas, 2 fois par jour.

Magnésium liquide:
1 c. à thé dans du jus matin et soir.

Tisane comprenant les plantes suivantes: bourdaine, boldo, prêle, chiendent, queue de cerise, reine-des-prés, réglisse, verveine, aigremoine, baie de genévrier, frêne, cassis, hysope:
1 tasse après les repas.

OTITE

Suggestions:

1) Consommer beaucoup de fruits et légumes frais.
2) Éviter le sucre.
3) Éliminer les aliments acidifiants (voir page 27).
4) Suivre le programme de suppléments alimentaires que voici:

Vitamine C 300 mg avec bioflavonoïdes:
1 comprimé aux 3 heures.

Magnésium liquide:
1 c. à thé dans du jus au lever.

Alterner les tisanes comprenant les plantes suivantes:
bourdaine, boldo, prêle, chiendent, queue de cerise, reine-des-prés, réglisse, verveine, aigremoine, baie de genévrier, frêne, cassis, hysope:
1 tasse après les repas
ET
bourdaine, angélique, réglisse, boldo, verveine, reine-des-prés, aigremoine:
1 tasse après les repas.

Application locale:

Réchauffer quelques gouttes de magnésium liquide et appliquer à l'aide d'une ouate dans l'oreille.

PALPITATIONS

Suggestions:

1) Éviter le stress.
2) Réduire le gras animal.
3) Supprimer thé, café, alcool, tabac.
4) Marche quotidienne.
5) Prendre des respirations profondes.
6) Lire *Le coeur et l'alimentation.*
7) Suivre le programme de suppléments alimentaires que voici:

Suppléments de calcium et magnésium provenant de poudre d'os et de dolomite, accompagnés de prêle et luzerne:
2 comprimés avant chaque repas.

Ensemble des vitamines antioxydantes et minéraux suivants: bêta-carotène, vitamine C, vitamine E, zinc, sélénium, chromium:
1 capsule avec de l'eau après les repas, 2 fois par jour.

Lécithine et huile de carthame:
1 capsule avant chaque repas.

Magnésium liquide:
1 c. à thé dans du jus matin et soir.

Supplément riche en vitamines du complexe B de source naturelle provenant de levure, foie déshydraté, pollen de fleur, huile de germe de blé:
2 comprimés à chaque repas.

PARASITES INTESTINAUX
VERS

Suggestions:

NOUVEAU

1) Éviter la combinaison sucre-farineux au même repas.
2) Réduire les repas de viandes.
3) Lire **Guérir votre foie.**
4) Suivre le programme de suppléments alimentaires que voici:

Extrait de radis noir et d'artichaut biologiques:
1 ampoule dans un jus de raisin 15 minutes avant le déjeuner.

Supplément alimentaire contenant poudre d'ail, rutine, persil, l'hydraste, passiflore, valériane:
1 comprimé 3 fois par jour.

Magnésium liquide:
1 c. à thé dans du jus matin et soir.

Huile de graine de citrouille:
1 capsule après chaque repas.

Extrait de semence et de pulpe de pamplemousse:
2 à 3 gouttes dans un peu d'eau 2 fois par jour.

Ensemble des plantes suivantes: mélisse, mauve, bourdaine, cascara, épine-vinette, guimauve, menthe:
1 comprimé après chaque repas.

Tisane comprenant les plantes suivantes: bourdaine, angélique, réglisse, boldo, verveine, reine-des-prés, aigremoine:
1 tasse après les repas.

PEAU SÈCHE

Suggestions:

1) Attention au gras animal.
2) Consommer de l'huile de carthame dans vos salades.
3) Bouillotte d'eau chaude sur le foie.
4) Lire *Guérir votre foie.*
5) Suivre le programme de suppléments alimentaires que voici:

Extrait de radis noir et d'artichaut biologiques:
1 ampoule dans un jus de raisin 15 minutes avant le déjeuner.

Ensemble des plantes suivantes: mélisse, mauve, bourdaine, cascara, épine-vinette, guimauve, menthe:
1 comprimé après chaque repas.

Supplément riche en vitamines du complexe B de source naturelle provenant de levure, foie déshydraté, pollen de fleur, huile de germe de blé:
2 comprimés à chaque repas.

Supplément riche en vitamine A de source naturelle provenant de carotte, pissenlit, foie déshydraté, chou, épinard, persil, betterave, foie de poisson:
2 comprimés à chaque repas.

Supplément alimentaire contenant huile de carthame, huile d'onagre, huile de bourrache, huile de rose musquée du Chili:
1 capsule avant les repas.

Tisane comprenant les plantes suivantes: bourdaine, boldo, prêle, chiendent, queue de cerise, reine-des-prés, réglisse, verveine, aigremoine, baie de genévrier, frêne, cassis, hysope:
1 tasse après les repas.

Pour la peau, utiliser de la crème à la vitamine A.

PERTE DES CHEVEUX

Suggestions:

1) Éviter le sucre.
2) Supprimer les aliments acidifiants (voir page 27).
3) Laver les cheveux au besoin avec un shampoing naturiste.
4) Éviter de garder les cheveux trop longs.
5) D'année en année, suivre le programme de suppléments alimentaires que voici:

6 premiers mois:

Extrait de radis noir et d'artichaut biologiques:
1 ampoule dans un jus de raisin 15 minutes avant le déjeuner.

Tonique dépuratif à base des plantes suivantes: bardane, busserole, chiendent, berberis, bourrache, bruyère, sureau, gentiane, prêle, reine-des-prés, sauge, cascara sagrada:
1 à 2 c. à thé avant chaque repas.

Supplément riche en vitamines du complexe B de source naturelle provenant de levure, foie déshydraté, pollen de fleur, huile de germe de blé:
2 comprimés à chaque repas et 2 comprimés au coucher.

Vitamine E 200 U.I. et huile d'onagre:
1 capsule après les repas.

Prêle:
1 capsule à chaque repas.

Tisane comprenant les plantes suivantes: bourdaine, boldo, prêle, chiendent, queue de cerise, reine-des-prés, réglisse, verveine, aigremoine, baie de genévrier, frêne, cassis, hysope:
1 tasse après les repas.

PERTE DES CHEVEUX (suite)

6 mois suivants:

Tonique ami de la vésicule biliaire et du foie à base de boldo, artichaut, pissenlit:
40 gouttes dans un demi-verre d'eau au lever.

Supplément alimentaire d'algues d'eau douce provenant de spiruline et de chlorella:
2 comprimés à chaque repas.

Supplément riche en vitamine A de source naturelle provenant de carotte, pissenlit, foie déshydraté, chou, épinard, persil, betterave, foie de poisson:
2 comprimés à chaque repas.

Vitamine E 200 U.I. et huile d'onagre:
1 capsule après les repas.

Prêle:
1 capsule avant chaque repas.

Supplément riche en vitamines du complexe B de source naturelle provenant de levure, foie déshydraté, pollen de fleur, huile de germe de blé:
2 comprimés à chaque repas.

Tisane comprenant les plantes suivantes: bourdaine, angélique, réglisse, boldo, verveine, reine-des-prés, aigremoine:
1 tasse après les repas.

PIED D'ATHLÈTE

Suggestions:

1) Porter des chaussures en cuir et non en matières synthétiques.
2) Porter des bas de coton et non de nylon ou de fibres synthétiques.
3) Il peut être souhaitable de changer de bas deux fois par jour. À la maison, éviter si possible d'en porter.
4) Toujours bien assécher les pieds après les avoir lavés.
5) Suivre le programme de suppléments alimentaires que voici:

Ensemble des vitamines antioxydantes et minéraux suivants: bêta-carotène, vitamine C, vitamine E, zinc, sélénium, chromium:
1 capsule avec de l'eau après les repas, 2 fois par jour.

Supplément alimentaire contenant poudre d'ail, rutine, persil, l'hydraste, passiflore, valériane:
1 comprimé 3 fois par jour.

Ensemble des plantes antioxydantes suivantes: poudre de curcuma, baume de citron, feuille de sauge, origan, échinacée, thym, champignon reishi, bioflavonoïdes, luzerne, gingembre, extrait de peau de raisin, extrait de pépin de raisin, écorce de pin:
1 capsule avec eau ou jus de fruit 2 à 3 fois par jour.

Application externe, en alternance:

• Faire tremper les pieds dans 2 litres d'eau auxquels on ajoute 15 gouttes d'extrait de semence et de pulpe de pamplemousse.
• Application d'huile essentielle de théier.

PROGRAMME TOTAL

Suggestions:

1) Consommer des aliments variés en mettant l'accent sur les fruits et légumes frais.
2) Privilégier l'eau pure, les tisanes, les jus de fruits et de légumes faits à l'extracteur.
3) Mastiquer à fond les aliments et bien insaliver les jus.
4) Éviter les aliments raffinés: sucre blanc, farine blanche.
5) Éviter les fritures et le gras animal.
6) Éviter les aliments acidifiants (voir page 27).
7) Éviter tabac, drogues, alcool, café et toutes les formes de pollution.
8) Apprendre à mieux gérer son stress.
9) S'accorder suffisamment de sommeil et de repos.
10) Faire de l'exercice physique régulièrement.
11) Suivre le programme de suppléments alimentaires que voici:

Multivitamines et minéraux:
1 capsule 4 fois par jour.

Ensemble des plantes antioxydantes suivantes:
poudre de curcuma, baume de citron, feuille de sauge, origan, échinacée, thym, champignon reishi, bioflavonoïdes, luzerne, gingembre, extrait de peau de raisin, extrait de pépin de raisin, écorce de pin:
1 capsule avec eau ou jus de fruit 2 à 3 fois par jour.

Ensemble des vitamines antioxydantes et minéraux suivants: bêta-carotène, vitamine C, vitamine E, zinc, sélénium, chromium:
1 capsule avec de l'eau après les repas, 2 fois par jour.

PROGRAMME TOTAL (suite)

Supplément riche en vitamines du complexe B de source naturelle provenant de levure, foie déshydraté, pollen de fleur, huile de germe de blé:
1 comprimé avant déjeuner et dîner.

Supplément alimentaire contenant huile de lin, huile de saumon, huile de poisson:
1 capsule avant déjeuner et dîner.

Suppléments de calcium et magnésium provenant de poudre d'os et de dolomite, accompagnés de prêle et luzerne:
1 comprimé avant déjeuner et dîner.

Supplément riche en vitamine A de source naturelle provenant de carotte, pissenlit, foie déshydraté, chou, épinard, persil, betterave, foie de poisson:
1 comprimé avant déjeuner et dîner.

Supplément alimentaire d'algues d'eau douce provenant de spiruline et de chlorella:
1 comprimé avant déjeuner et dîner.

PROSTATITE

Suggestions:

1) Éviter le sucre.
2) Éviter les boissons gazeuses.
3) Bain chaud.
4) Lire **Le guide de l'alimentation naturelle.**
5) D'année en année, suivre le programme de suppléments alimentaires que voici:

6 premiers mois:

Magnésium liquide:
1 c. à thé dans du jus matin et soir.

Supplément riche en vitamines du complexe B de source naturelle provenant de levure, foie déshydraté, pollen de fleur, huile de germe de blé:
2 comprimés à chaque repas.

Ensemble des vitamines antioxydantes et minéraux suivants: bêta-carotène, vitamine C, vitamine E, zinc, sélénium, chromium:
1 capsule avec de l'eau après les repas, 2 fois par jour.

Ensemble des plantes antioxydantes suivantes: poudre de curcuma, baume de citron, feuille de sauge, origan, échinacée, thym, champignon reishi, bioflavonoïdes, luzerne, gingembre, extrait de peau de raisin, extrait de pépin de raisin, écorce de pin:
1 capsule avec eau ou jus de fruit 2 à 3 fois par jour.

Plantes éliminatrices à base d'extrait de canneberge, extrait de busserole, huile de graine de citrouille, huile de graine de lin, lécithine, flocon de fève de soya:
1 capsule avec de l'eau avant les repas, 2 fois par jour.

PROSTATITE (suite)

Ensemble des plantes suivantes: persil, pyrole ombellée, busserole, carotte sauvage, chiendent, pariétaire, buchu, guimauve, cascara:
1 comprimé après chaque repas.

Tisane comprenant les plantes suivantes: prêle, chiendent, frêne, queue de cerise, cassis, serpolet, genévrier, hysope, sureau:
1 tasse après les repas.

6 mois suivants:

Magnésium liquide:
1 c. à thé dans du jus le matin.

Supplément riche en vitamine A de source naturelle provenant de carotte, pissenlit, foie déshydraté, chou, épinard, persil, betterave, foie de poisson:
2 comprimés à chaque repas.

Vitamine C 300 mg avec bioflavonoïdes:
1 comprimé après les repas.

Supplément alimentaire contenant huile de carthame, huile d'onagre, huile de bourrache, huile de rose musquée du Chili:
1 capsule avant les repas.

Huile de graine de citrouille:
1 capsule après chaque repas.

Tisane comprenant les plantes suivantes: bourdaine, angélique, réglisse, boldo, verveine, reine-des-prés, aigremoine:
1 tasse après les repas.

PSORIASIS

Suggestions:

1) Éviter la combinaison sucre-farineux au même repas.
2) Éviter le sucre.
3) Bain chaud le soir.
4) Attention aux aliments acidifiants (voir page 27).
5) Éviter l'alcool.
6) Prendre du soleil ou utiliser une lampe solaire tous les jours.
7) Consommer plus de fruits et légumes frais.
8) Suivre le programme de suppléments alimentaires que voici:

Ensemble des plantes suivantes: mélisse, mauve, bourdaine, cascara, épine-vinette, guimauve, menthe:
1 comprimé après chaque repas.

Ensemble des vitamines antioxydantes et minéraux suivants: bêta-carotène, vitamine C, vitamine E, zinc, sélénium, chromium:
1 capsule avec de l'eau après les repas, 2 fois par jour.

Supplément riche en vitamines du complexe B de source naturelle provenant de levure, foie déshydraté, pollen de fleur, huile de germe de blé:
2 comprimés à chaque repas.

Supplément alimentaire contenant huile de lin, huile de saumon, huile de poisson:
1 capsule avant chaque repas.

Ensemble des plantes antioxydantes suivantes: poudre de curcuma, baume de citron, feuille de sauge, origan,

PSORIASIS (suite)

échinacée, thym, champignon reishi, bioflavonoïdes, luzerne, gingembre, extrait de peau de raisin, extrait de pépin de raisin, écorce de pin:
1 capsule avec eau ou jus de fruit 2 à 3 fois par jour.

Tisane comprenant les plantes suivantes: bourdaine, boldo, prêle, chiendent, queue de cerise, reine-des-prés, réglisse, verveine, aigremoine, baie de genévrier, frêne, cassis, hysope:
1 tasse après les repas.

RACHITISME

Suggestions:

1) Boire des jus de fruits et de légumes frais tous les jours.
2) Consommer des produits laitiers maigres tous les jours.
3) Beaucoup de repos.
4) Prendre du soleil.
5) D'année en année, suivre le programme de suppléments alimentaires que voici:

6 premiers mois:

Suppléments de calcium et magnésium provenant de poudre d'os et de dolomite, accompagnés de prêle et luzerne:
2 comprimés avant chaque repas.

Supplément riche en vitamines du complexe B de source naturelle provenant de levure, foie déshydraté, pollen de fleur, huile de germe de blé:
2 comprimés à chaque repas.

Vitamine C 300 mg avec bioflavonoïdes:
1 comprimé après les repas.

Magnésium liquide:
1 c. à thé dans du jus matin et soir.

Ensemble des plantes antioxydantes suivantes: poudre de curcuma, baume de citron, feuille de sauge, origan, échinacée, thym, champignon reishi, bioflavonoïdes, luzerne, gingembre, extrait de peau de raisin, extrait de pépin de raisin, écorce de pin:
1 capsule avec eau ou jus de fruit 2 à 3 fois par jour.

RACHITISME (suite)

6 mois suivants:

Ensemble des plantes antioxydantes suivantes: poudre de curcuma, baume de citron, feuille de sauge, origan, échinacée, thym, champignon reishi, bioflavonoïdes, luzerne, gingembre, extrait de peau de raisin, extrait de pépin de raisin, écorce de pin:
1 capsule avec eau ou jus de fruit 2 à 3 fois par jour.

Ensemble des vitamines antioxydantes et minéraux suivants: bêta-carotène, vitamine C, vitamine E, zinc, sélénium, chromium:
1 capsule avec de l'eau après les repas, 2 fois par jour.

Supplément alimentaire contenant huile de lin, huile de saumon, huile de poisson:
1 capsule avant chaque repas.

Supplément alimentaire d'algues d'eau douce provenant de spiruline et de chlorella:
2 comprimés à chaque repas.

Tisane comprenant les plantes suivantes: bourdaine, angélique, réglisse, boldo, verveine, reine-des-prés, aigremoine:
1 tasse après les repas.

RÉTENTION D'EAU

Suggestions:

1) Bain chaud tous les jours.
2) Éviter le sel et les aliments salés.
3) Boire 3 verres d'eau par jour.
4) Éviter thé et café.
5) Apprendre à se détendre par la relaxation.
6) Réduire la consommation de farineux.
7) Consommer plus de fruits et légumes frais.
8) Suivre le programme de suppléments alimentaires que voici:

Ensemble des plantes suivantes: persil, pyrole ombellée, busserole, carotte sauvage, chiendent, pariétaire, buchu, guimauve, cascara:
1 comprimé après chaque repas et 2 comprimés au coucher.

Chlorophylle liquide:
1 c. à thé dans un verre d'eau ou de jus de fruit 2 à 3 fois par jour.

Vitamine C 300 mg avec bioflavonoïdes:
1 comprimé après les repas et au coucher.

Magnésium liquide:
1 c. à thé dans un demi-verre d'eau matin et soir.

Supplément riche en vitamine A de source naturelle provenant de carotte, pissenlit, foie déshydraté, chou, épinard, persil, betterave, foie de poisson:
2 comprimés à chaque repas.

Huile de graine de citrouille:
1 capsule après chaque repas.

Tisane comprenant les plantes suivantes: prêle, chiendent, frêne, queue de cerise, cassis, serpolet, genévrier, hysope, sureau:
1 tasse après les repas.

RÉTENTION D'URINE

Suggestions:

1) Éviter le sel.
2) Bain chaud le soir.
3) Lire *Le guide de l'alimentation naturelle.*
4) D'année en année, suivre le programme de suppléments alimentaires que voici:

6 premiers mois:

Ensemble des plantes suivantes: persil, pyrole ombellée, busserole, carotte sauvage, chiendent, pariétaire, buchu, guimauve, cascara:
1 comprimé après chaque repas.

Ensemble des vitamines antioxydantes et minéraux suivants: bêta-carotène, vitamine C, vitamine E, zinc, sélénium, chromium:
1 capsule avec de l'eau après les repas, 2 fois par jour.

Chlorophylle liquide:
1 c. à thé dans un verre d'eau ou de jus de fruit 2 à 3 fois par jour.

Plantes éliminatrices à base d'extrait de canneberge, extrait de busserole, huile de graine de citrouille, huile de graine de lin, lécithine, flocon de fève de soya:
1 capsule avec de l'eau avant les repas, 2 fois par jour.

Tisane comprenant les plantes suivantes: prêle, chiendent, frêne, queue de cerise, cassis, serpolet, genévrier, hysope, sureau:
1 tasse après les repas.

RÉTENTION D'URINE (suite)

6 mois suivants:

Jus de bouleau biologique:
1 ampoule dans un peu d'eau le matin.

Huile de graine de citrouille:
1 capsule à chaque repas.

Supplément alimentaire d'algues d'eau douce provenant de spiruline et de chlorella:
2 comprimés à chaque repas.

Supplément riche en vitamine A de source naturelle provenant de carotte, pissenlit, foie déshydraté, chou, épinard, persil, betterave, foie de poisson:
2 comprimés à chaque repas.

Tisane comprenant les plantes suivantes: bourdaine, angélique, réglisse, boldo, verveine, reine-des-prés, aigremoine:
1 tasse après les repas.

RHUMATISME

Suggestions:

1) Bain chaud le soir, avec sel de mer ou algues marines.
2) Éviter le sucre.
3) Éviter les protéines d'origine animale.
4) Marche quotidienne.
5) Frictions à l'huile de ricin.
6) Lire *Guérir votre foie.*
7) D'année en année, suivre le programme de suppléments alimentaires que voici:

6 premiers mois:

Extrait de radis noir et d'artichaut biologiques:
1 ampoule dans un jus de raisin 15 minutes avant le déjeuner.

Jus de griffe du diable:
1 ampoule dans un peu de jus à jeun le matin, 20 jours par mois.

Reine-des-prés 400 mg:
1 capsule 3 fois par jour.

Vitamine C 300 mg avec bioflavonoïdes:
1 comprimé après les repas.

Ensemble des plantes antioxydantes suivantes: poudre de curcuma, baume de citron, feuille de sauge, origan, échinacée, thym, champignon reishi, bioflavonoïdes, luzerne, gingembre, extrait de peau de raisin, extrait de pépin de raisin, écorce de pin:
1 capsule avec eau ou jus de fruit 2 à 3 fois par jour.

Tisane comprenant les plantes suivantes: prêle, chiendent, frêne, queue de cerise, cassis, serpolet, genévrier, hysope, sureau:
1 tasse après les repas.

RHUMATISME (suite)

6 mois suivants:

Jus de bouleau biologique:
1 ampoule dans un peu d'eau le matin.

Griffe du diable:
1 capsule avant chaque repas.

Vitamine C 300 mg avec bioflavonoïdes:
1 comprimé après les repas.

Ensemble des plantes antioxydantes suivantes: poudre de curcuma, baume de citron, feuille de sauge, origan, échinacée, thym, champignon reishi, bioflavonoïdes, luzerne, gingembre, extrait de peau de raisin, extrait de pépin de raisin, écorce de pin:
1 capsule avec eau ou jus de fruit 2 à 3 fois par jour.

Suppléments de calcium et magnésium provenant de poudre d'os et de dolomite, accompagnés de prêle et luzerne:
2 comprimés avant chaque repas.

Tisane comprenant les plantes suivantes: frêne, gui, cassis, reine-des-prés, géranium Robert, pissenlit, verveine, mille-feuille, consoude, hysope:
1 tasse après les repas.

RHUME

Suggestions:

1) Bain chaud le soir.
2) Boire des jus de fruits et de légumes frais.
3) Repos.
4) D'année en année, suivre le programme de suppléments alimentaires que voici:

6 premiers mois:

Vitamine C 300 mg avec bioflavonoïdes:
1 comprimé aux 4 heures.

Jus d'échinacée biologique:
1 ampoule dans un peu d'eau ou de jus de fruit à jeun le matin, durant un mois. Arrêter un mois et recommencer.

Ensemble des plantes suivantes: mélisse, mauve, bourdaine, cascara, épine-vinette, guimauve, menthe:
1 comprimé après chaque repas.

Supplément alimentaire contenant poudre d'ail, rutine, persil, l'hydraste, passiflore, valériane:
1 comprimé 3 fois par jour.

Alterner les tisanes comprenant les plantes suivantes: bourrache, thym, bouillon blanc, lierre terrestre, racine d'aunée, capillaire, violette:
1 tasse après les repas
ET
bourdaine, boldo, prêle, chiendent, queue de cerise, reine-des-prés, réglisse, verveine, aigremoine, baie de genévrier, frêne, cassis, hysope:
1 tasse après les repas.

Employer de l'huile essentielle d'eucalyptus en inhalation et en diffusion dans l'atmosphère.

RHUME (suite)

6 mois suivants:

Vitamine C 300 mg avec bioflavonoïdes:
1 comprimé après les repas.

Magnésium liquide:
1 c. à thé dans du jus matin et soir.

Supplément riche en vitamine A de source naturelle provenant de carotte, pissenlit, foie déshydraté, chou, épinard, persil, betterave, foie de poisson:
2 comprimés à chaque repas.

Vitamine E 200 U.I. et huile d'onagre:
1 capsule après les repas.

Zinc 10 mg:
1 comprimé par jour.

Tisane comprenant les plantes suivantes: bourdaine, angélique, réglisse, boldo, verveine, reine-des-prés, aigremoine:
1 tasse après les repas.

Employer de l'huile essentielle d'eucalyptus en inhalation et en diffusion dans l'atmosphère.

SAIGNEMENT DE NEZ

Suggestions:

1) Éviter le sucre. Remplacer par du stévia ou de la mélasse de la Barbade.
2) Une salade par jour avec 2 c. à soupe de vinaigre de cidre de pomme, 2 c. à soupe d'huile de tournesol et du sel de mer.
3) Supprimer alcool, tabac, eaux gazeuses.
4) Suivre le programme de suppléments alimentaires que voici:

Vitamine C 300 mg avec bioflavonoïdes:
2 comprimés après les repas.

Supplément riche en vitamines du complexe B de source naturelle provenant de levure, foie déshydraté, pollen de fleur, huile de germe de blé:
2 comprimés à chaque repas.

Suppléments de calcium et magnésium provenant de poudre d'os et de dolomite, accompagnés de prêle et luzerne:
2 comprimés avant chaque repas.

Rutine:
1 comprimé par jour.

SANG TROP ÉPAIS
POUR ÉCLAIRCIR LE SANG

Suggestions:

1) Éviter les aliments riches en gras animal.
2) Éviter les fritures.
3) Boire chaque jour un verre de 8 oz de jus de pomme, céleri et piment vert.
4) Attention au tabagisme.
5) Suivre le programme de suppléments alimentaires que voici:

Extrait de radis noir et d'artichaut biologiques:
1 ampoule dans un jus de raisin 15 minutes avant le déjeuner.

Tonique dépuratif à base des plantes suivantes: bardane, busserole, chiendent, berberis, bourrache, bruyère, sureau, gentiane, prêle, reine-des-prés, sauge, cascara sagrada:
1 à 2 c. à thé avant chaque repas.

Vitamine C 300 mg avec bioflavonoïdes:
1 comprimé après les repas.

Chlorophylle liquide:
1 c. à thé dans un verre d'eau ou de jus de fruit 2 à 3 fois par jour.

Supplément alimentaire contenant poudre d'ail, rutine, persil, l'hydraste, passiflore, valériane:
1 comprimé 3 fois par jour.

Vitamine E 200 U.I. et huile d'onagre:
1 capsule après les repas.

Tisane comprenant les plantes suivantes: prêle, chiendent, frêne, queue de cerise, cassis, serpolet, genévrier, hysope, sureau:
1 tasse après les repas.

SCLÉROSE EN PLAQUES

Suggestions:

1) Éviter les aliments dénaturés.
2) Éviter le sucre.
3) Éviter l'alcool.
4) Éliminer le tabac.
5) Réduire les repas de viande.
6) D'année en année, suivre le programme de suppléments alimentaires que voici:

6 premiers mois:

Extrait de radis noir et d'artichaut biologiques:
1 ampoule dans un jus de pomme 15 minutes avant le déjeuner.

Ensemble des plantes antioxydantes suivantes: poudre de curcuma, baume de citron, feuille de sauge, origan, échinacée, thym, champignon reishi, bioflavonoïdes, luzerne, gingembre, extrait de peau de raisin, extrait de pépin de raisin, écorce de pin:
1 capsule avec eau ou jus de fruit 2 à 3 fois par jour.

Supplément alimentaire contenant huile de carthame, huile d'onagre, huile de bourrache, huile de rose musquée du Chili:
1 capsule avant les repas.

Suppléments de calcium et magnésium provenant de poudre d'os et de dolomite, accompagnés de prêle et luzerne:
2 comprimés avant chaque repas.

Supplément riche en vitamines du complexe B de source naturelle provenant de levure, foie déshydraté, pollen de fleur, huile de germe de blé:
3 comprimés à chaque repas.

SCLÉROSE EN PLAQUES (suite)

Ensemble des vitamines antioxydantes et minéraux suivants: bêta-carotène, vitamine C, vitamine E, zinc, sélénium, chromium:
1 capsule avec de l'eau après les repas, 2 fois par jour.

6 mois suivants:

Tonique ami de la vésicule biliaire et du foie à base de boldo, artichaut, pissenlit:
40 gouttes dans un demi-verre d'eau au lever.

Supplément riche en vitamines du complexe B de source naturelle provenant de levure, foie déshydraté, pollen de fleur, huile de germe de blé:
2 comprimés à chaque repas.

Suppléments de calcium et magnésium provenant de poudre d'os et de dolomite, accompagnés de prêle et luzerne:
2 comprimés avant chaque repas.

Lécithine et huile de carthame:
1 capsule à chaque repas.

Supplément alimentaire contenant huile de carthame, huile d'onagre, huile de bourrache, huile de rose musquée du Chili:
1 capsule avant les repas.

Vitamine E 200 U.I. et huile d'onagre:
1 capsule après les repas.

Tisane comprenant les plantes suivantes: bourdaine, boldo, prêle, chiendent, queue de cerise, reine-des-prés, réglisse, verveine, aigremoine, baie de genévrier, frêne, cassis, hysope:
1 tasse après les repas.

SINUSITE

Suggestions:

1) Application d'argile verte sur le front une demi-heure par jour.
2) Bain chaud tous les jours.
3) Inhalation de vapeur d'huile essentielle d'eucalyptus afin de dégager les sinus.
4) Réduire les produits laitiers.
5) Éviter la combinaison sucre-farineux au même repas.
6) Éviter le sucre.
7) Suivre le programme de suppléments alimentaires que voici:

Extrait de radis noir et d'artichaut biologiques:
1 ampoule dans un jus de raisin 15 minutes avant le déjeuner.

Ensemble des plantes suivantes: ménianthe, grand millet, gingembre, réglisse, persil, aunée, aigremoine, chicorée sauvage:
1 comprimé après chaque repas et 2 comprimés au coucher.

Vitamine C 300 mg avec bioflavonoïdes:
1 comprimé après les repas (laisser fondre sur la langue).

Supplément riche en vitamines du complexe B de source naturelle provenant de levure, foie déshydraté, pollen de fleur, huile de germe de blé:
2 comprimés à chaque repas (mastiquer).

Magnésium liquide:
1 c. à thé dans un demi-verre de jus de pomme matin et soir.

SINUSITE (suite)

Supplément alimentaire contenant poudre d'ail, rutine, persil, l'hydraste, passiflore, valériane:
1 comprimé 3 fois par jour.

Supplément riche en vitamine A de source naturelle provenant de carotte, pissenlit, foie déshydraté, chou, épinard, persil, betterave, foie de poisson:
2 comprimés à chaque repas.

Tisane comprenant les plantes suivantes: bourdaine, angélique, réglisse, boldo, verveine, reine-des-prés, aigremoine:
1 tasse après les repas.

STRESS

Suggestions:

1) Éviter le sucre.
2) Consommer plus d'hydrates de carbone complexes: céréales entières, riz, maïs, etc.
3) Éviter les excitants: café, thé, chocolat.
4) Éviter l'alcool.
5) Éliminer ou réduire le tabac.
6) Bain chaud le soir.
7) Faire de l'exercice physique.
8) D'année en année, suivre le programme de suppléments alimentaires que voici:

6 premiers mois:

Supplément alimentaire énergétique provenant de ginseng, phosphate de calcium, cellulose, feuille de damiana, racine de salsepareille, ail, poivre de cayenne:
1 comprimé 3 fois par jour.

Supplément riche en vitamines du complexe B de source naturelle provenant de levure, foie déshydraté, pollen de fleur, huile de germe de blé:
2 comprimés à chaque repas.

Magnésium liquide:
1 c. à thé dans du jus matin et soir.

Tisane comprenant les plantes suivantes: fleur de camomille et de tilleul, fleur et feuille d'aubépine, feuille de menthe verte, fleur d'oranger, graine d'anis vert, herbe de mélisse et de pensée sauvage, feuille de verveine, racine de valériane:
1 tasse après les repas et au coucher.

STRESS (suite)

6 mois suivants:

Ginseng et gelée royale:
1 ampoule à jeun le matin.

Vitamine C 300 mg avec bioflavonoïdes:
1 comprimé après les repas.

Supplément riche en vitamines du complexe B de source naturelle provenant de levure, foie déshydraté, pollen de fleur, huile de germe de blé:
2 comprimés à chaque repas.

Lécithine et huile de carthame:
1 capsule à chaque repas.

Valériane:
1 comprimé à chaque repas.

Tisane comprenant les plantes suivantes: camomille, menthe douce, feuille de bleuet, fleur d'oranger, fleur de tilleul, écorce de citronnier, fleur de passiflore, bouton de rose:
1 tasse au coucher.

SURDITÉ
PRÉVENTION

Suggestions:

1) Éviter le gras animal.
2) Éviter le bruit.
3) Consommer des fruits chaque jour.
4) Pratiquer la relaxation.
5) Ne pas abuser du café ni de la cigarette.
6) Suivre le programme de suppléments alimentaires que voici:

Supplément riche en vitamines du complexe B de source naturelle provenant de levure, foie déshydraté, pollen de fleur, huile de germe de blé:
1 comprimé à chaque repas.

Vitamine D 1 000 U.I.:
1 comprimé par jour.

Suppléments de calcium et magnésium provenant de poudre d'os et de dolomite, accompagnés de prêle et luzerne:
2 comprimés avant chaque repas.

Vitamine C 300 mg avec bioflavonoïdes:
1 comprimé après les repas.

Ensemble des plantes antioxydantes suivantes: poudre de curcuma, baume de citron, feuille de sauge, origan, échinacée, thym, champignon reishi, bioflavonoïdes, luzerne, gingembre, extrait de peau de raisin, extrait de pépin de raisin, écorce de pin:
1 capsule avec eau ou jus de fruit 2 à 3 fois par jour.

Tisane comprenant les plantes suivantes: fleur de camomille et de tilleul, fleur et feuille d'aubépine, feuille de menthe verte, fleur d'oranger, graine d'anis vert, herbe de mélisse et de pensée sauvage, feuille de verveine, racine de valériane:
1 tasse après les repas et au coucher.

SYNDROME PRÉMENSTRUEL

Suggestions:

1) Manger moins à la fois mais plus fréquemment, toutes les 3 heures par exemple.
2) Éliminer les sucres raffinés. Consommer plutôt des fruits frais.
3) Augmenter la consommation d'aliments riches en fibres: légumes, céréales complètes, légumineuses.
4) Réduire la consommation d'aliments riches en gras, notamment en gras saturés: viandes grasses, beurre, crème, fromages gras, lait entier, etc.
5) Éviter boissons alcoolisées, café, thé, chocolat, colas et tout médicament renfermant de la caféine.
6) Réduire le sel.
7) Exercices physiques non violents et/ou yoga et/ou relaxation.
8) S'accorder le plus de repos possible durant la période prémenstruelle. En profiter pour s'adonner à des activités que l'on aime.
9) Suivre le programme de suppléments alimentaires que voici:

Magnésium liquide:
1 c. à thé dans du jus le matin.

Supplément riche en vitamines du complexe B de source naturelle provenant de levure, foie déshydraté, pollen de fleur, huile de germe de blé:
2 comprimés à chaque repas.

Suppléments de calcium et magnésium provenant de poudre d'os et de dolomite, accompagnés de prêle et luzerne:
2 comprimés avant chaque repas.

SYNDROME PRÉMENSTRUEL

Ensemble des vitamines antioxydantes et minéraux suivants: bêta-carotène, vitamine C, vitamine E, zinc, sélénium, chromium:
1 capsule avec de l'eau après les repas, 2 fois par jour.

Ensemble des plantes antioxydantes suivantes: poudre de curcuma, baume de citron, feuille de sauge, origan, échinacée, thym, champignon reishi, bioflavonoïdes, luzerne, gingembre, extrait de peau de raisin, extrait de pépin de raisin, écorce de pin:
1 capsule avec eau ou jus de fruit 2 à 3 fois par jour.

Supplément alimentaire contenant huile de carthame, huile d'onagre, huile de bourrache, huile de rose musquée du Chili:
1 capsule avant les repas.

Supplément alimentaire d'algues d'eau douce provenant de spiruline et de chlorella:
2 comprimés à chaque repas.

Tisane comprenant les plantes suivantes: bourdaine, boldo, prêle, chiendent, queue de cerise, reine-des-prés, réglisse, verveine, aigremoine, baie de genévrier, frêne, cassis, hysope:
1 tasse après les repas.

SYSTÈME IMMUNITAIRE

Suggestions:

1) Éviter l'abus des antibiotiques.
2) Éviter les aliments acidifiants (voir page 27).
3) Éviter tabac, drogues, alcool, café et toutes les formes de pollution.
4) S'accorder suffisamment de sommeil et de repos.
5) Apprendre à mieux gérer son stress.
6) Faire de l'exercice physique.
7) Suivre le programme de suppléments alimentaires que voici:

Ail:
1 comprimé par jour.

Culture de yogourt:
1 capsule par jour.

Dolomite:
1 comprimé par jour.

Huile de saumon:
1 capsule par jour.

Chlorella:
2 comprimés par jour.

Supplément riche en vitamines du complexe B de source naturelle provenant de levure, foie déshydraté, pollen de fleur, huile de germe de blé:
2 comprimés à chaque repas.

Jus d'échinacée biologique:
1 ampoule dans un peu d'eau ou de jus de fruit à jeun le matin, durant un mois. Arrêter un mois et recommencer.

SYSTÈME IMMUNITAIRE (suite)

Ensemble des vitamines antioxydantes et minéraux suivants: bêta-carotène, vitamine C, vitamine E, zinc, sélénium, chromium:
1 capsule avec de l'eau après les repas, 2 fois par jour.

Tisane comprenant les plantes suivantes: bourdaine, boldo, prêle, chiendent, queue de cerises, reine-des-prés, réglisse, verveine, aigremoine, baie de genévrier, frêne, cassis, hysope:
1 tasse après les repas.

TABAGISME

Suggestions:

1) Éviter le sucre.
2) Éviter thé et café. Utiliser des substituts naturistes.
3) Boire beaucoup d'eau.
4) Suivre le programme de suppléments alimentaires que voici:

Vitamine C 300 mg avec bioflavonoïdes:
1 comprimé après les repas.

Vitamine E 200 U.I. et huile d'onagre:
1 capsule après les repas.

Supplément alimentaire contenant poudre d'ail, rutine, persil, l'hydraste, passiflore, valériane:
1 comprimé 3 fois par jour.

Supplément riche en vitamine A de source naturelle provenant de carotte, pissenlit, foie déshydraté, chou, épinard, persil, betterave, foie de poisson:
2 comprimés à chaque repas.

Supplément riche en vitamines du complexe B de source naturelle provenant de levure, foie déshydraté, pollen de fleur, huile de germe de blé:
2 comprimés par jour.

TACHES DE VIEILLISSEMENT

Suggestions:

1) Éviter les aliments acidifiants (voir page 27).
2) Éviter tabac, drogues, alcool, café et toutes les formes de pollution.
3) S'accorder suffisamment de sommeil et de repos.
4) Appliquer de l'huile de rose musquée sur la peau.
5) Lire *Le guide de l'alimentation naturelle.*
6) Suivre le programme de suppléments alimentaires que voici:

Ensemble des vitamines antioxydantes et minéraux suivants: bêta-carotène, vitamine C, vitamine E, zinc, sélénium, chromium:
1 capsule avec de l'eau après les repas, 2 fois par jour.

Ensemble des plantes antioxydantes suivantes: poudre de curcuma, baume de citron, feuille de sauge, origan, échinacée, thym, champignon reishi, bioflavonoïdes, luzerne, gingembre, extrait de peau de raisin, extrait de pépin de raisin, écorce de pin:
1 capsule avec eau ou jus de fruit 2 à 3 fois par jour.

Supplément riche en vitamines du complexe B de source naturelle provenant de levure, foie déshydraté, pollen de fleur, l'huile de germe de blé:
2 comprimés à chaque repas.

Tisane comprenant les plantes suivantes: bourdaine, boldo, prêle, chiendent, queue de cerises, reine-des-prés, réglisse, verveine, aigremoine, baie de genévrier, frêne, cassis, hysope:
1 tasse après les repas.

TENDINITE

Suggestions:

1) Ne pas solliciter le tendon impliqué: repos.
2) Éviter les fritures et le gras animal.
3) Mastiquer lentement, 30 fois par bouchée.
4) Éviter le sucre.
5) Lire **Guérir votre foie.**
6) Suivre le programme de suppléments alimentaires que voici:

Suppléments de calcium et magnésium provenant de poudre d'os et de dolomite, accompagnés de prêle et luzerne:
2 comprimés avant chaque repas.

Magnésium liquide:
1 c. à thé dans du jus le matin.

Zinc 10 mg:
1 comprimé par jour.

Vitamine C 300 mg avec bioflavonoïdes:
1 comprimé après les repas.

Tisane comprenant les plantes suivantes: bourdaine, boldo, prêle, chiendent, queue de cerise, reine-des-prés, réglisse, verveine, aigremoine, baie de genévrier, frêne, cassis, hysope:
1 tasse après les repas.

Troubles de la THYROÏDE
(PRÉVENTION)

Suggestions:

1) Éviter le sucre.
2) Lire **Le guide de l'alimentation naturelle.**
3) Suivre le programme de suppléments alimentaires que voici:

Extrait de radis noir et d'artichaut biologiques:
1 ampoule dans un jus de raisin 15 minutes avant le déjeuner.

Magnésium liquide:
1 c. à thé dans du jus matin et soir.

Supplément alimentaire d'algues d'eau douce provenant de spiruline et de chlorella:
2 comprimés à chaque repas.

Ensemble des vitamines antioxydantes et minéraux suivants: bêta-carotène, vitamine C, vitamine E, zinc, sélénium, chromium:
1 capsule avec de l'eau après les repas, 2 fois par jour.

Ensemble des plantes antioxydantes suivantes: poudre de curcuma, baume de citron, feuille de sauge, origan, échinacée, thym, champignon reishi, bioflavonoïdes, luzerne, gingembre, extrait de peau de raisin, extrait de pépin de raisin, écorce de pin:
1 capsule avec eau ou jus de fruit 2 à 3 fois par jour.

Tisane comprenant les plantes suivantes: bourdaine, boldo, prêle, chiendent, queue de cerise, reine-des-prés, réglisse, verveine, aigremoine, baie de genévrier, frêne, cassis, hysope:
1 tasse après les repas.

TRANSPIRATION EXCESSIVE

Suggestions:

1) Réduire le sel et les aliments salés.
2) Apprendre à se détendre par la relaxation.
3) Éviter thé et café.
4) Bain chaud tous les jours.
5) Éviter les fritures.
6) Suivre le programme de suppléments alimentaires que voici:

Ensemble des plantes suivantes: persil, pyrole ombellée, busserole, carotte sauvage, chiendent, pariétaire, buchu, guimauve, cascara:
1 comprimé après chaque repas.

Vitamine C 300 mg avec bioflavonoïdes:
1 comprimé après les repas.

Tonique revitalisant à base de levure, ginseng, fenugrec, algues marines, thym, romarin, chlorella:
1 c. à thé avant les repas.

Tisane comprenant les plantes suivantes: prêle, chiendent, frêne, queue de cerise, cassis, serpolet, genévrier, hysope, sureau:
1 tasse après les repas.

TRIGLYCÉRIDES
(TAUX ÉLEVÉ DE GRAS DANS LE SANG)

NOUVEAU

Suggestions:

1) Éviter le sucre.
2) Éviter les boissons alcoolisées.
3) Éviter les fritures et le gras animal.
4) Éviter les produits laitiers gras.
5) Faire plus d'exercice.
6) Consommer des aliments riches en fibres.
7) Lire **Guérir votre foie.**
8) Suivre le programme de suppléments alimentaires que voici:

Extrait de radis noir et d'artichaut biologiques:
1 ampoule dans un jus de raisin 15 minutes avant le déjeuner.

Lécithine et huile de carthame:
1 capsule après les repas.

Tonique ami de la vésicule biliaire et du foie à base de boldo, artichaut, pissenlit:
40 gouttes dans un demi-verre d'eau au lever.

Supplément riche en vitamines du complexe B de source naturelle provenant de levure, foie déshydraté, pollen de fleur, huile de germe de blé:
2 comprimés à chaque repas.

Supplément alimentaire contenant huile de lin, huile de saumon, huile de poisson:
1 capsule avant chaque repas.

Ensemble des plantes antioxydantes suivantes: poudre de curcuma, baume de citron, feuille de sauge, origan,

TRIGLYCÉRIDES (suite)
(TAUX ÉLEVÉ DE GRAS DANS LE SANG)

échinacée, thym, champignon reishi, bioflavonoïdes, luzerne, gingembre, extrait de peau de raisin, extrait de pépin de raisin, écorce de pin:
1 capsule avec eau ou jus de fruit 2 à 3 fois par jour.

Tisane comprenant les plantes suivantes: bourdaine, angélique, réglisse, boldo, verveine, reine-des-prés, aigremoine:
1 tasse après les repas.

ULCÈRES

Suggestions:

1) Attention au tabagisme.
2) Éviter les aliments acidifiants (voir page 27).
3) Mastiquer lentement, 30 fois par bouchée.
4) Consommer de l'huile de lin dans les salades.
5) Bain chaud le soir.
6) Lire *Le guide de l'alimentation naturelle.*
7) Suivre le programme de suppléments alimentaires que voici:

Jus de chou biologique:
1 ampoule dans un peu d'eau, à jeun le matin.

Chlorophylle liquide:
1 c. à thé dans un verre d'eau ou de jus de fruit 2 à 3 fois par jour.

Supplément riche en vitamine A de source naturelle provenant de carotte, pissenlit, foie déshydraté, chou, épinard, persil, betterave, foie de poisson:
2 comprimés à chaque repas.

Suppléments de calcium et magnésium provenant de poudre d'os et de dolomite, accompagnés de prêle et luzerne:
1 comprimé avant chaque repas.

Luzerne de culture biologique:
2 comprimés après les repas.

Tisane comprenant les plantes suivantes: bourdaine, angélique, réglisse, boldo, verveine, reine-des-prés, aigremoine:
1 tasse après les repas.

ULCÈRES (suite)

Tonique dépuratif à base des plantes suivantes: bardane, busserole, chiendent, berberis, bourrache, bruyère, sureau, gentiane, prêle, reine-des-prés, sauge, cascara sagrada:
1 c. à thé avant chaque repas.

Ensemble des vitamines antioxydantes et minéraux suivants: bêta-carotène, vitamine C, vitamine E, zinc, sélénium, chromium:
1 capsule avec de l'eau après les repas, 2 fois par jour.

Jus d'aloès de culture biologique:
2 c. à soupe avant les repas.

Tisane comprenant les plantes suivantes: bourdaine, boldo, prêle, chiendent, queue de cerise, reine-des-prés, réglisse, verveine, aigremoine, baie de genévrier, frêne, cassis, hysope:
1 tasse après les repas.

URÉMIE

Suggestions:

1) Abandonner temporairement la consommation de viande.
2) Consommer des fruits et légumes frais.
3) Éviter la suralimentation.
4) Éviter épinards, champignons, légumineuses, chou-fleur, asperges.
5) Éviter thé, café, chocolat.
6) Suivre le programme de suppléments alimentaires que voici:

Extrait de radis noir et d'artichaut biologiques:
1 ampoule dans un jus de raisin 15 minutes avant le déjeuner.

Jus de griffe du diable:
1 ampoule dans un peu de jus à jeun le matin, 20 jours par mois.

Suppléments de calcium et magnésium provenant de poudre d'os et de dolomite, accompagnés de prêle et luzerne:
1 comprimé avant chaque repas.

Tisane comprenant les plantes suivantes: frêne, gui, cassis, reine-des-prés, géranium Robert, pissenlit, verveine, mille-feuille, consoude, hysope:
1 tasse après les repas.

Aubier de tilleul sauvage:
Boire 1 pinte d'eau d'aubier par jour.

Magnésium liquide:
1 c. à thé dans du jus le matin.

URTICAIRE

Suggestions:

1) Éviter les fritures et le gras animal.
2) Surveiller les aliments acidifiants (voir page 27).
3) Bain chaud le soir.
4) Lire **Guérir votre foie.**
5) D'année en année, suivre le programme de suppléments alimentaires que voici:

6 premiers mois:

Ensemble des plantes suivantes: mélisse, mauve, bourdaine, cascara, épine-vinette, guimauve, menthe:
1 comprimé après chaque repas.

Chlorophylle liquide:
1 c. à thé dans un verre d'eau ou de jus de fruit 2 à 3 fois par jour.

Supplément riche en vitamines du complexe B de source naturelle provenant de levure, foie déshydraté, pollen de fleur, huile de germe de blé:
2 comprimés à chaque repas.

Luzerne de culture biologique:
1 comprimé à chaque repas.

Supplément de calcium provenant de coquilles d'huîtres:
1 comprimé 1 ou 2 fois par jour aux repas.

Tisane comprenant les plantes suivantes: bourdaine, boldo, prêle, chiendent, queue de cerise, reine-des-prés, réglisse, verveine, aigremoine, baie de genévrier, frêne, cassis, hysope:
1 tasse après les repas.

URTICAIRE (suite)

6 mois suivants:

Jus de betterave biologique:
1 ampoule dans un peu d'eau, à jeun le matin.

Ensemble des plantes suivantes: boldo, artichaut, pissenlit dans une base de levure, de poudre de petit lait et de lécithine:
1 comprimé après chaque repas.

Supplément alimentaire d'algues d'eau douce provenant de spiruline et de chlorella:
2 comprimés à chaque repas.

Ensemble des vitamines antioxydantes et minéraux suivants: bêta-carotène, vitamine C, vitamine E, zinc, sélénium, chromium:
1 capsule avec de l'eau après les repas, 2 fois par jour.

Ensemble des plantes antioxydantes suivantes: poudre de curcuma, baume de citron, feuille de sauge, origan, échinacée, thym, champignon reishi, bioflavonoïdes, luzerne, gingembre, extrait de peau de raisin, extrait de pépin de raisin, écorce de pin:
1 capsule avec eau ou jus de fruit 2 à 3 fois par jour.

Supplément alimentaire contenant huile de carthame, huile d'onagre, huile de bourrache, huile de rose musquée du Chili:
1 capsule avant les repas.

Tisane comprenant les plantes suivantes: bourdaine, angélique, réglisse, boldo, verveine, reine-des-prés, aigremoine:
1 tasse après les repas.

VAGINITE

Suggestions:

1) Éviter le sucre.
2) Supprimer les aliments acidifiants (voir page 27).
3) Consommer surtout des fruits et légumes frais.
4) Boire du jus de carotte frais tous les jours.
5) Suivre le programme de suppléments alimentaires que voici:

Magnésium liquide:
1 c. à thé dans du jus le matin et au coucher.

Vitamine C 300 mg avec bioflavonoïdes:
1 comprimé après les repas.

Tisane comprenant les plantes suivantes: bourdaine, boldo, prêle, chiendent, queue de cerise, reine-des-prés, réglisse, verveine, aigremoine, baie de genévrier, frêne, cassis, hysope:
1 tasse après les repas.

Supplément alimentaire contenant poudre d'ail, rutine, persil, l'hydraste, passiflore, valériane:
1 comprimé 3 fois par jour.

Suppléments de calcium et magnésium provenant de poudre d'os et de dolomite, accompagnés de prêle et luzerne:
2 comprimés avant chaque repas.

Applications locales:

Préparations pour douche vaginale:
Dans 1 pinte d'eau tiède, 4 c. à soupe d'argile blanche ou encore 1 c. à soupe de magnésium liquide.

Si les démangeaisons persistent, amener à ébullition 1 c. à soupe de thym avec 3 gousses d'ail dans 1 pinte d'eau et laisser tiédir.

Capsule vaginale de bactéries lactiques:
1 capsule par jour au coucher, pendant 10 jours.

Éviter de porter des sous-vêtements en nylon.

VARICES

Suggestions:

1) Éviter les fritures et le gras animal.
2) Éviter le sel.
3) Consommer des aliments riches en fibres.
4) Éviter la constipation.
5) Porter un bas élastique.
6) Reposer les jambes durant la journée.
7) Faire suffisamment d'exercice: yoga, marche, bicyclette, natation, etc.
8) Suivre le programme de suppléments alimentaires que voici:

Ensemble des plantes suivantes: ménianthe, grand millet, gingembre, réglisse, persil, aunée, aigremoine, chicorée sauvage:
1 comprimé après chaque repas.

Ensemble des vitamines antioxydantes et minéraux suivants: bêta-carotène, vitamine C, vitamine E, zinc, sélénium, chromium:
1 capsule avec de l'eau après les repas, 2 fois par jour.

Supplément riche en fibres de source naturelle provenant d'avoine, pomme, pamplemousse:
2 comprimés avec un grand verre d'eau 15 minutes avant chaque repas.

Tisane comprenant les plantes suivantes: bourdaine, angélique, réglisse, boldo, verveine, reine-des-prés, aigremoine:
1 tasse après les repas.

VERRUES (ET CORS AUX PIEDS)

Suggestions:

1) Application locale d'une compresse de magnésium liquide, 2 fois par jour:
   - La compresse appliquée au coucher doit être gardée toute la nuit.
   - Alterner les compresses avec un cataplasme d'argile verte.
2) Gratter régulièrement la verrue à l'aide d'une petite râpe: elle deviendra plus souple et diminuera.
3) Suivre le programme de suppléments alimentaires que voici:

Tonique dépuratif à base des plantes suivantes: bardane, busserole, chiendent, berberis, bourrache, bruyère, sureau, gentiane, prêle, reine-des-prés, sauge, cascara sagrada:
1 à 2 c. à thé avant chaque repas.

Supplément alimentaire contenant poudre d'ail, rutine, persil, l'hydraste, passiflore, valériane:
1 comprimé 3 fois par jour.

Magnésium liquide:
1 c. à thé dans du jus au lever et au coucher.

Supplément riche en vitamines du complexe B de source naturelle provenant de levure, foie déshydraté, pollen de fleur, huile de germe de blé:
2 comprimés à chaque repas.

Multivitamines et minéraux:
1 capsule par jour.

VERTIGE

Suggestions:

1) Attention aux aliments gras.
2) Éviter le surmenage.
3) Mastiquer lentement, 30 fois par bouchée.
4) Marche quotidienne.
5) Lire *Guérir votre foie.*
6) Suivre le programme de suppléments alimentaires que voici:

Extrait de radis noir et d'artichaut biologiques:
1 ampoule dans un jus de raisin 15 minutes avant le déjeuner.

Magnésium liquide:
1 c. à thé dans du jus matin et soir.

Tonique dépuratif à base des plantes suivantes: bardane, busserole, chiendent, berberis, bourrache, bruyère, sureau, gentiane, prêle, reine-des-prés, sauge, cascara sagrada:
1 c. à thé avant chaque repas.

Supplément alimentaire contenant poudre d'ail, rutine, persil, l'hydraste, passiflore, valériane:
1 comprimé 3 fois par jour.

Lécithine et huile de carthame:
1 capsule après chaque repas.

Gingembre 500 mg:
1 capsule avec eau ou jus de fruit aux repas, 2 fois par jour.

VITILIGO

Suggestions:

1) Éviter l'alcool.
2) Éviter le sucre.
3) Éviter les farines raffinées.
4) Consommer de l'huile de germe blé.
5) Lire **Le guide de l'alimentation naturelle.**
6) Suivre le programme de suppléments alimentaires que voici:

Supplément riche en vitamines du complexe B de source naturelle provenant de levure, foie déshydraté, pollen de fleur, huile de germe de blé:
3 comprimés à chaque repas.

Ensemble des vitamines antioxydantes et minéraux suivants: bêta-carotène, vitamine C, vitamine E, zinc, sélénium, chromium:
1 capsule avec de l'eau après les repas, 2 fois par jour.

Ensemble des plantes antioxydantes suivantes: poudre de curcuma, baume de citron, feuille de sauge, origan, échinacée, thym, champignon reishi, bioflavonoïdes, luzerne, gingembre, extrait de peau de raisin, extrait de pépin de raisin, écorce de pin:
1 capsule avec eau ou jus de fruit 2 à 3 fois par jour.

Tonique ami de la vésicule biliaire et du foie à base de boldo, artichaut, pissenlit:
40 gouttes dans un demi-verre d'eau au lever.

Supplément alimentaire contenant huile de carthame, huile d'onagre, huile de bourrache, huile de rose musquée du Chili:
1 capsule avant les repas.

Tisane comprenant les plantes suivantes: bourdaine, boldo, prêle, chiendent, queue de cerise, reine-des-prés, réglisse, verveine, aigremoine, baie de genévrier, frêne, cassis, hysope:
1 tasse après les repas.

VOMISSEMENT

Suggestions:

1) Couper les fritures.
2) Bouillotte d'eau chaude sur le foie, au coucher.
3) Lire **Guérir votre foie.**
4) Suivre le programme de suppléments alimentaires que voici:

Extrait de radis noir et d'artichaut biologiques:
1 ampoule dans un verre d'eau de source ou distillée, au lever.

Ensemble des plantes suivantes: mélisse, mauve, bourdaine, cascara, épine-vinette, guimauve, menthe:
1 comprimé après chaque repas.

Supplément riche en vitamines du complexe B de source naturelle provenant de levure, foie déshydraté, pollen de fleur, huile de germe de blé:
2 comprimés à chaque repas.

Tisane comprenant les plantes suivantes: bourdaine, angélique, réglisse, boldo, verveine, reine-des-prés, aigremoine:
1 tasse après les repas.

Troubles de la VUE

Suggestions:

1) Exercices de vision.
2) Boire du jus de carottes frais.
3) Attention aux aliments acidifiants (voir page 27).
4) Éviter le tabagisme; à défaut, le réduire.
5) Lire *Guérir votre foie.*
6) D'année en année, suivre le programme de suppléments alimentaires que voici:

6 premiers mois:

Extrait de radis noir et d'artichaut biologiques:
1 ampoule dans un jus de raisin 15 minutes avant le
déjeuner.

Supplément riche en vitamine A de source naturelle
provenant de carotte, pissenlit, foie déshydraté, chou,
épinard, persil, betterave, foie de poisson:
2 comprimés à chaque repas.

Supplément alimentaire d'algues d'eau douce provenant
de spiruline et de chlorella:
2 comprimés à chaque repas.

Supplément riche en vitamines du complexe B de
source naturelle provenant de levure, foie déshydraté,
pollen de fleur, huile de germe de blé:
2 comprimés à chaque repas.

Ensemble des plantes suivantes: mélisse, mauve, bourdaine, cascara, épine-vinette, guimauve, menthe:
1 comprimé après chaque repas.

Tisane comprenant les plantes suivantes: bourdaine,
boldo, prêle, chiendent, queue de cerise, reine-des-prés,
réglisse, verveine, aigremoine, baie de genévrier, frêne,
cassis, hysope:
1 tasse après les repas.

Troubles de la VUE (suite)

6 mois suivants:

Tonique ami de la vésicule biliaire et du foie à base de boldo, artichaut, pissenlit:
40 gouttes dans un demi-verre d'eau au lever.

Supplément riche en vitamine A de source naturelle provenant de carotte, pissenlit, foie déshydraté, chou, épinard, persil, betterave, foie de poisson:
2 comprimés à chaque repas.

Suppléments de calcium et magnésium provenant de poudre d'os et de dolomite, accompagnés de prêle et luzerne:
2 comprimés avant chaque repas.

Ensemble des vitamines antioxydantes et minéraux suivants: bêta-carotène, vitamine C, vitamine E, zinc, sélénium, chromium:
1 capsule avec de l'eau après les repas, 2 fois par jour.

Ensemble des plantes antioxydantes suivantes: poudre de curcuma, baume de citron, feuille de sauge, origan, échinacée, thym, champignon reishi, bioflavonoïdes, luzerne, gingembre, extrait de peau de raisin, extrait de pépin de raisin, écorce de pin:
1 capsule avec eau ou jus de fruit 2 à 3 fois par jour.

Tisane comprenant les plantes suivantes: bourdaine, angélique, réglisse, boldo, verveine, reine-des-prés, aigremoine:
1 tasse après les repas.

YEUX SECS ET BRÛLANTS

Suggestions:

1) Éviter les aliments acidifiants (voir page 27).
2) Abandonner la consommation de caféine: café, cola, thé, chocolat.
3) Éviter le tabagisme et les endroits enfumés.
4) Éviter l'alcool.
5) Bain des yeux: dans un contenant d'eau distillée, ouvrir et fermer les yeux une dizaine de fois. Répéter matin et soir.
6) Suivre le programme de suppléments alimentaires que voici:

Magnésium liquide:
1 c. à thé dans du jus le matin.

Supplément riche en vitamine A de source naturelle provenant de carotte, pissenlit, foie déshydraté, chou, l'épinard, persil, betterave, foie de poisson:
2 comprimés à chaque repas.

Supplément alimentaire contenant huile de carthame, huile d'onagre, huile de bourrache, huile de rose musquée du Chili:
1 capsule avant les repas.

Supplément alimentaire d'algues d'eau douce provenant de spiruline et de chlorella:
2 comprimés à chaque repas.

Tisane comprenant les plantes suivantes: bourdaine, angélique, réglisse, boldo, verveine, reine-des-prés, aigremoine:
1 tasse après les repas.

ZONA

Suggestions:

1) Adopter une alimentation plus riche en végétaux.
2) Application de vitamine E 200 U.I. avec huile d'onagre sur la peau, à l'endroit douloureux.
3) Suivre le programme de suppléments alimentaires que voici:

Tonique ami de la vésicule biliaire et du foie à base de boldo, artichaut, pissenlit:
40 gouttes dans un demi-verre d'eau au lever.

Ensemble des vitamines antioxydantes et minéraux suivants: bêta-carotène, vitamine C, vitamine E, zinc, sélénium, chromium:
1 capsule avec de l'eau après les repas, 2 fois par jour.

Ensemble des plantes antioxydantes suivantes: poudre de curcuma, baume de citron, feuille de sauge, origan, échinacée, thym, champignon reishi, bioflavonoïdes, luzerne, gingembre, extrait de peau de raisin, extrait de pépin de raisin, écorce de pin:
1 capsule avec eau ou jus de fruit 2 à 3 fois par jour.

Supplément alimentaire contenant huile de carthame, huile d'onagre, huile de bourrache, huile de rose musquée du Chili:
1 capsule avant les repas.

Supplément riche en vitamine A de source naturelle provenant de carotte, pissenlit, foie déshydraté, chou, épinard, persil, betterave, foie de poisson:
2 comprimés à chaque repas.

Tisane comprenant les plantes suivantes: bourdaine, boldo, prêle, chiendent, queue de cerise, reine-des-prés, réglisse, verveine, aigremoine, baie de genévrier, frêne, cassis, hysope:
1 tasse après les repas.

TABLE DES MATIÈRES

DEUXIÈME CHAPITRE

TROISIÈME CHAPITRE

QUATRIÈME CHAPITRE

CINQUIÈME CHAPITRE

SIXIÈME CHAPITRE

SEPTIÈME CHAPITRE

Conseils naturistes et suppléments alimentaires suggérés en fonction des symptômes suivants

DU MÊME AUTEUR

- Les plantes qui guérissent
- Le coeur et l'alimentation
- La réforme naturiste (épuisé)
- Le guide de l'alimentation naturelle
- La chaleur peut vous guérir (épuisé)
- Dossier fluor (épuisé)
- Guérir votre foie
- La santé par les jus
- Le guide de la femme naturiste (épuisé)
- La nutrition de l'athlète et du sportif
- La vitamine E et votre santé (épuisé)
- L'alcool et la nutrition (épuisé)
- Le bruit et la santé (épuisé)
- Information santé (épuisé)
- Les dangers de l'énergie nucléaire (épuisé)
- Les vitamines naturelles
- Les ultra-violets et votre santé (épuisé)

En collaboration

- Jean-Marc Brunet, la force et la santé
  Jean Côté

- Recettes naturistes pour tous
  Lise Dauphin, n.d.